LARA OPFERMANN

Hallo Psyche, hier ist dein Darm

Mit der Nervennahrungs-Methode Burnout, Depression und andere psychische Erkrankungen angehen

INHALT

Service

SO WURDE ICH NERVENNAHRUNGSEXPERTIN

Alles begann, als ich mit 14 Jahren Probleme mit der Verdauung bekam. Am Anfang hatte ich nur Sodbrennen, aber irgendwann bekam ich nach jedem Essen Bauchschmerzen. Einmal wurde es so schlimm, dass mich meine Mutter ins Krankenhaus brachte. Ein kurzer Klinikaufenthalt, bei dem mein Magen-Darm-Trakt unter die Lupe genommen wurde, lieferte kein klares Ergebnis. Die Ärzte fragten, ob ich gestresst sei und wie ich mich ernährte, aber im Grunde waren sie ratlos. Weil sie keine Ursache finden konnten, hieß die Diagnose »Reizdarmsyndrom«. Damit war für sie die Sache vom Tisch. Ich sollte die Symptome mit Tabletten behandeln.

Nach einem Auslandsaufenthalt in den USA zwei Jahre später ging es mir schleichend immer schlechter. Ich war auch häufig sehr traurig. Das war neu. Ich war ständig müde und antriebslos, konnte aber trotzdem nicht schlafen. Ich traf mich immer weniger mit Freunden, isolierte mich, fühlte mich einsam und wurde depressiv. Solche Phasen erlebte ich in den folgenden Jahren immer wieder. Meine Gefühlswelt wurde zur Achterbahn. Und alle vier Wochen bekam ich eine Erkältung.

Woher kamen all diese Symptome? Was machte ich falsch?

Als ich mal wieder einen Durchhänger hatte, wollte ich mich nicht länger mit diesen Beschwerden arrangieren. Ich hatte es satt, ständig Tabletten gegen die Bauchschmerzen zu nehmen, Freunde mit meinen Launen zu verprellen oder Veranstaltungen wegen der ständigen Erkältungen zu verpassen. Stattdessen machte ich mich auf die Suche nach der Ursache. Ich änderte meine Ernährung und begann ein Studium der Ernährungswissenschaften. Ich studierte die Anatomie des menschlichen Körpers, die Mechanismen des Stoffwechsels und lernte mit der

Zeit, die Bedeutung der Ernährung immer mehr zu schätzen. Ich fing an zu experimentieren, ließ Lebensmittel weg, die mir nicht guttaten, und baute neue, wohltuende Lebensmittel in meinen Speiseplan ein. Ich machte Sport und ging regelmäßig joggen. Mit wenigen Kniffen ging es nicht nur meiner Psyche besser, auch meine Verdauungsbeschwerden ließen binnen kürzester Zeit nach.

Hätte ich schon früher etwas über Ernährung und den Zusammenhang zwischen Psyche und Darm gewusst, wäre mir vieles erspart geblieben. Im Laufe des Studiums wurde mir die Verbindung zwischen Ernährung und psychischer Gesundheit immer klarer. Allerdings stellte ich bestürzt fest, dass sie kaum bekannt ist und weder in der Prävention noch in der Therapie Anwendung findet. Mit diesem Buch soll sich das ändern!

Auf den folgenden Seiten werde ich das Geheimnis der Nervennahrungsmethode lüften, die aus drei wesentlichen Komponenten besteht: Ernährung, Bewegung und neuen Lebensgewohnheiten. Du wirst die Verbindung zwischen Körper und Psyche kennenlernen und feststellen, wie groß die Wechselwirkung ist und wie ausgeklügelt dein Körper funktioniert.

Eines noch vorweg: Ich möchte keinesfalls behaupten, dass sich mit den genannten Maßnahmen die Entstehung psychischer Erkrankungen vermeiden oder sich diese vollständig heilen ließen. Medikamente oder Verhaltenstherapien haben ihren Nutzen. Dennoch deutet vieles darauf hin, dass die Wirkung der Ernährung unterschätzt wird. Sie kann andere Therapien klug ergänzen und wirkt vor allem vorbeugend.

Ich zeige dir, wie es geht!

Deine Cara

Deine Psyche und was ihr Wohlbefinden beeinflusst

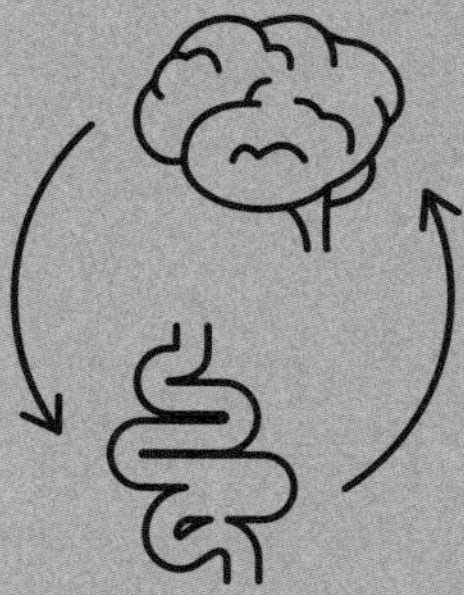

- → Alles eine Frage der Gefühle.
- → Darm und Hirn führen eine enge Fernbeziehung.
- → Bakterien sind die wohl empathischsten Lebewesen der Welt.
- → Deine Wohlfühlorgane auf einen Blick.
- → Was ist, wenn alles aus dem Ruder läuft?

Die wichtigsten Organe für deine Psyche

Die psychische Gesundheit hat in der Medizin immer noch eine Sonderstellung und wird gern den Psychologen überlassen. Auch ich glaubte zunächst, dass man Psyche und Körper getrennt betrachten sollte. Doch dann erkannte ich, wie eng ihre Beziehung wirklich ist und welche Bedeutung die Darm-Hirn-Achse für eine starke Psyche hat.

DAS NERVENSYSTEM – ANATOMIE UND FUNKTION

Deine Psyche ist etwas ganz Besonderes. Sie gilt als Gesamtheit der Empfindungen, der Gefühle und des Denkens. Nichts an dir ist individueller oder empfindlicher. Doch zuerst sollten wir klären, wo genau sie eigentlich sitzt. Unabhängig davon, was du fühlst, ist das Gehirn der Dreh- und Angelpunkt der Sinnesverarbeitung. Es ist der Ort, an dem deine Emotionen und Gedanken entstehen. Damit ist der Sitz der Psyche das Gehirn. Für viele ist die Psyche deshalb nicht greifbar. Unser zwiespältiges Verhältnis zu ihr beginnt schon damit, dass viel zu lange das Paradigma galt: »Gefühle zu zeigen, ist ein Zeichen von Schwäche.« Dabei sind Emotionen extrem wichtig. Ohne sie wärst du nicht, wer du heute bist. Sie machen dich menschlich. Außerdem ist deine Psyche viel mehr als »ein paar Emotionen«.

Aber immer der Reihe nach. Ich möchte dir zeigen, wie clever Körper und Psyche zusammenarbeiten. Dazu beginnen wir ganz am Anfang, mit dem Aufbau des Nervensystems, das anatomisch in zwei Teile gegliedert wird: das zentrale und das periphere Nervensystem.

Die Einteilung des Nervensystems

Das Nervensystem kann nach Aufbau (Anatomie) oder Funktion (Physiologie) eingeteilt werden:

AUFBAU
Zentrales Nervensystem = Gehirn & Rückenmark
Peripheres Nervensystem = Peripherie (Nerven in Muskeln, Ohren, Augen und so weiter)

FUNKTION
Somatisches Nervensystem = Steuerung bewusster, willentlicher Vorgänge
Vegetatives Nervensystem = Steuerung autonomer, unwillentlicher Vorgänge

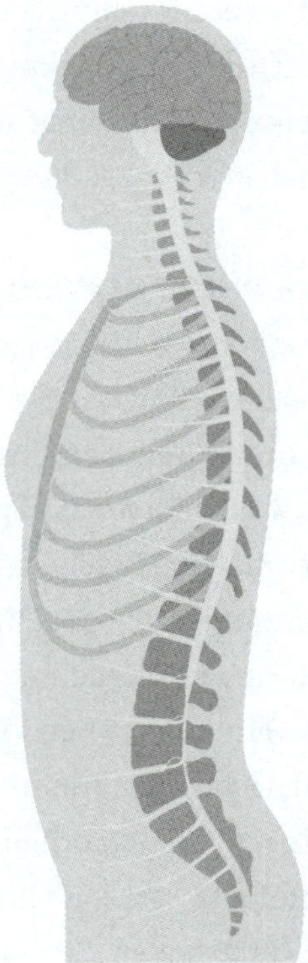

DAS ZENTRALE NERVENSYSTEM

Zum zentralen Nervensystem (ZNS) zählen Gehirn und Rückenmark. Beide sind zu ihrem Schutz dick verpackt. Sie sind zum einen von den Schädelknochen und der Wirbelsäule, zum anderen von sogenannten Hirnhäuten umgeben. Das Gehirn genießt einen ganz besonderen Schutz. Es ist nämlich nicht nur gegen äußere, sondern auch gegen innere Einflüsse hervorragend abgesichert. Für den Schutz im Inneren sorgt ein strenger Türsteher namens Blut-Hirn-Schranke. Er verhindert, dass schädliche Substanzen aus dem Blut ins Gehirn eindringen. Außerdem »schwimmt« das gesamte ZNS in einer Flüssigkeit namens Liquor, die wie ein Puffer wirkt und bei Stürzen verhindert, dass das Gehirn gegen die Schädelknochen prallt. Du siehst, die Natur hat mehr als eine Vorsichtsmaßnahme getroffen, damit es deiner sensiblen Gedankenzentrale, der Heimat deiner Psyche, gut geht.

DAS PERIPHERE NERVENSYSTEM

Das periphere (in den äußeren Zonen des Körpers liegende) Nervensystem umfasst alle Nerven, die sich außerhalb von Gehirn und Rückenmark befinden. Dazu gehören die Hirnnerven, Spinalnerven und peripheren Nerven. Somit verbinden die Nerven deine Psyche mit deinem Körper. Sie ermöglichen die Kommunikation der Organe, Hormondrüsen und Muskeln mit Gehirn oder Rückenmark, indem sie durch kleine Löcher im Schädel (Hirnnerven) und in den Zwischenwirbeln (Spinalnerven) nach außen treten. Dies macht die Kontrolle der Muskeln oder die Wahrnehmung einer Berührung möglich. Insgesamt gibt es zwölf Hirnnerven, von denen die meisten nur eine Aufgabe haben. Einer davon ist der *Nervus opticus* (2. Hirn-

nerv), dein Sehnerv. Er ist ausschließlich für das Sehen zuständig. Oder der *Nervus olfactorius* (1. Hirnnerv), der nur für das Riechen zuständig ist. Ein ziemliches Ausnahmetalent ist dagegen der *Nervus vagus* (10. Hirnnerv). Er reicht als einziger über den Hals hinaus und steht mit einer ganzen Reihe von Organen in Verbindung, weshalb man ihn auch den »umherschweifenden Nerv« nennt. Er übermittelt die neuesten Informationen aus den Organen ans Gehirn, das sie zu einem Gesamtbild zusammensetzt. Mit Blick auf die Psyche spielt er eine ganz besondere Rolle: Er verbindet unter anderem Hirn und Darm (siehe Seite 41-43). Neben den zwölf Hirnnerven besitzt der Mensch noch 31 Spinalnerven, die den Rest des Körpers anbinden. Sie treten paarweise aus den Zwischenwirbeln aus.
Nerven leiten Reize nicht nur in eine, sondern in beide Richtungen. Dadurch können Psyche und Körper oder Gehirn und Darm miteinander kommunizieren. Über die afferenten Nerven werden Informationen von den Organen, Hormondrüsen oder Muskeln ans Gehirn gesendet. Sobald die Sensoren in deinem Körper oder in deiner Umwelt eine Veränderung bemerken, gelangen sämtliche Neuigkeiten über diese Nerven zum Gehirn. Dort werden die Informationen verarbeitet und beurteilt, ob eine Reaktion notwendig ist oder auch nicht.
Meist bekommst du von diesem Vorgang gar nichts mit.
Entscheidet das Gehirn, dass eine Reaktion notwendig ist, kommen die efferenten Nerven ins Spiel. Über sie gelangen Informationen vom Gehirn zu den Organen, Hormondrüsen oder Muskeln. Dies kann unbewusst geschehen, wenn du aufgeregt bist und plötzlich einen Schweißausbruch bekommst, oder vollkommen bewusst, wenn du einen Fuß vor den anderen setzen willst, um dir ein Glas Wasser aus der Küche zu holen.

DAS SAGT DIE PSYCHE

Hallo, ich bin's, deine Psyche – auch bekannt als deine Gefühls- und Gedankenwelt. Obwohl wir tagtäglich eine Menge Dinge gemeinsam meistern, gibt es vieles, was du noch nicht über mich weißt. Deshalb werde ich mich in diesem Buch gelegentlich höchstpersönlich bei dir melden. Viel zu oft werde ich missverstanden oder als Last empfunden, dabei will ich häufig einfach nur beachtet werden. Dass ich nicht so präsent bin wie dein Herz oder dein Magen, heißt noch lange nicht, dass du mich ignorieren solltest. Hast du erst einmal erkannt, wie viel Macht ich über deinen Körper habe und was ich brauche, damit es mir gut geht, wirst du deine Meinung über mich hoffentlich ändern. Gibst du mir eine Chance?

DIE FUNKTIONEN DES NERVENSYSTEMS

Bis jetzt haben wir uns vor allem die Einteilung des Nervensystems nach seinem Aufbau (Anatomie) angeschaut. Man kann es aber auch anhand seiner Funktion (Physiologie) unterteilen. Dazu wird zwischen den bewussten und den automatischen Vorgängen unterschieden. Erstere zählen zum sogenannten somatischen Nervensystem. Besonders für deine Psyche ist jedoch das vegetative Nervensystem von Bedeutung, das die automatisch ablaufenden Vorgänge steuert. Im Grunde kontrolliert es alle körperlichen Prozesse, auf die du keinen direkten Einfluss nehmen kannst. Doch damit ist es längst nicht genug, denn das vegetative Nervensystem lässt sich noch weiter in die folgenden drei Teile aufgliedern:

- das sympathische Nervensystem
- das parasympathische Nervensystem
- das enterische (oder Darm-)Nervensystem

Für eine starke Psyche spielen alle drei eine wichtige Rolle: Das sympathische und das parasympathische Nervensystem müssen in Balance sein, das enterische Nervensystem muss gut versorgt sein. Dieser letztgenannte Aspekt des vegetativen Nervensystems ist etwas ganz Besonderes, denn er bringt den Darm in eine Sonderstellung. Ganz genau: Der Darm hat sein eigenes, das enterische Nervensystem. Dies verleiht ihm einen großen Einfluss auf deine Psyche, der den Einfluss aller anderen Organe noch deutlich übertrifft. Außerdem ist der Darm auch über den Vagusnerv mit dem Gehirn verbunden. Zusammen bilden sie die Darm-Hirn-Achse.

Obwohl das vegetative Nervensystem laut Definition alle unbewussten und automatisch ablaufenden Prozesse steuert, kannst du auch bewusst viel dafür tun, dass es ihm gut geht (siehe Seite 146–241). Dabei spielen besonders der Darm und das enterische Nervensystem eine wichtige Rolle, denn der Darm dient nicht nur als Eintrittspforte für Nährstoffe. Wäre dies seine einzige Aufgabe, wäre er kaum mit einem eigenen Nervensystem ausgestattet, noch wäre er übersät von unzähligen Sensoren oder im steten Austausch mit dem Gehirn. So großartig das klingt, hat jeder Einfluss auch seine Schattenseiten. Denn wenn du vieles dafür tun kannst, dass es deinem vegetativen Nervensystem gut geht, kannst du auch vieles dafür tun, dass es ihm schlecht geht (siehe Seite 193–218). Und da dein gesamtes Nervensystem sehr empfindlich ist, um auf jeden Reiz schnellstmöglich reagieren zu können, ist es ebenso verletzlich.

WISSEN TO GO

Das vegetative Nervensystem nutzt den dritten, siebten, neunten und zehnten Hirnnerv sowie die meisten der 31 Spinalnerven zur Kommunikation. Dadurch ist es ihm möglich, mehrere Organe zu steuern. Hierzu zählen: Herz, Lunge, Leber, Pankreas, Milz, Magen, Dünn- und Dickdarm, Niere, Blase und Geschlechtsorgane.

SYMPATHIKUS VS. PARASYMPATHIKUS

Der Sympathikus und der Parasympathikus sind die beiden wichtigsten Gegenspieler im Nervensystem. Sie werden von einem besonderen Gehirnareal gesteuert, dem Hypothalamus. Auch Gefühle wie Angst oder Wut, die nur wenige Millimeter davon entfernt in der Amygdala entstehen, spielen eine große Rolle. Außerdem steht der Hypothalamus in enger Verbindung zum somatischen Nervensystem, dem die bewussten Vorgänge zugeordnet werden. Dadurch haben auch bewusste Vorgänge einen gewissen Einfluss auf das vegetative Nervensystem. Woher wissen Sympathikus und Parasympathikus, wer gerade an der Reihe ist? Nun, das Gehirn sendet situationsabhängig zwei verschiedene Serien von Nervensignalen. Die eine Signalserie geht an den Sympathikus, die andere an den Parasympathikus. Auf diese Weise teilt das Gehirn dem vegetativen Nervensystem mit, wer die Regulation der Organe übernehmen soll. Das System, das gerade den Arbeitsauftrag des Gehirns hat, bestimmt über die Aktivität der Organe. Besonders die Aktivierung des Sympathikus kannst du ganz bewusst wahrnehmen – manchmal mit unangenehmen Folgen.

Ich bin mir ziemlich sicher, dass dir schon einmal aufgefallen ist, wie dein Herz in einer aufregenden Situation heftig gepocht hat oder du vor einer wichtigen Präsentation plötzlich zur Toilette musstest. Während der Präsentation war dein Mund so trocken, dass du immer wieder einen Schluck trinken musstest, und auf einmal brach deine Stimme weg, weil du viel schneller geatmet hast als bei den Probedurchläufen. All dies sind Auswirkungen der Aktivität des Sympathikus. Er übernimmt also immer dann die Kontrolle, wenn dein Gehirn eine Situation als aufreibend oder gefährlich bewertet. Da der Sympathikus in der Lage ist, fast jedes Organ des Körpers anzusteuern, zieht seine Aktivierung eine Reihe von körperlichen Reaktionen nach sich, unter anderem die folgenden:

- Der Herzschlag beschleunigt sich.
- Die Lungenbläschen weiten sich.
- Die Sinne werden geschärft.
- Der Magen-Darm-Trakt stellt die Verdauung ein.
- Die Gefäße verengen sich.

Sympathische und parasympathische Zustände

- Der Sympathikus sorgt für eine Leistungssteigerung deines Körpers und wird in Stresssituationen aktiv.
- Der Parasympathikus sorgt hingegen für Ruhe in deinem Körper. Ist er aktiv, ist dein Körper entspannt und kann gut regenerieren.

Der Körper wird in Alarmbereitschaft versetzt und bereitet sich bestmöglich auf Gefahrensituationen vor. Die Hormone Cortisol und Adrenalin, die bei einer Aktivierung des Stressprogramms von den Nebennieren ausgeschüttet werden, sind die perfekten Boten. Man nennt dieses System auch Hypothalamus-Hypophysen-Nebennierenrinden-Achse (siehe Seite 68). In fast allen Körperzellen befinden sich Rezeptoren für Cortisol und Adrenalin, an die diese beiden Hormone andocken können. Aus evolutionsbiologischer Sicht war das Fight-or-Flight-Prinzip (»Kampf oder Flucht«) sehr wichtig, denn mit seiner Hilfe konnten unsere Vorfahren ihr Überleben sichern. Ist der Sympathikus aktiv, befindet sich der Körper also im Überlebensmodus. Früher folgte auf eine aufregende Flucht oder einen Kampf allerdings meist die Entspannung. So einfach ist das heute nicht mehr. Die Welt hat sich verändert, das Bewertungssystem des Körpers aber nicht. Dies kann schwerwiegende Folgen für deine Psyche haben, wenn du nichts unternimmst. Statt lebensbedrohlichen Gefahren sind die meisten Menschen anderen Stressoren wie Zeit- und Leistungsdruck oder schlechten Ernährungsgewohnheiten ausgesetzt. Die wenigsten fliehen aus belastenden Situationen, wie es das Urprinzip des Sympathikus eigentlich verlangt. Noch seltener kommt es (glücklicherweise) zum Kampf. Dadurch kommt es immer häufiger zu einer Daueraktivierung des Sympathikus mit hohen Cortisolwerten, was der psychischen Gesundheit sehr zu schaffen macht. Verhaltensänderungen oder Schlafstörungen können die Folge sein. Auch die ständige Schärfung der Sinne bei einer übermäßigen Aktivierung (Hyperaktivierung) des Sympathikus ist für das Gehirn sehr belastend. Deshalb geht sie häufig mit Erschöpfung oder Müdigkeit einher.

DAS SAGT DIE PSYCHE

Die Beziehung zwischen dem Sympathikus und mir ist kompliziert. Es ist eine Hassliebe. Wir können weder gut miteinander noch ohneeinander. Er kann mich ziemlich stressen und damit total überfordern. Schließlich prasseln schon jeden Tag genügend Reize auf mich ein. Aber in einer gefährlichen Situation ist er mein Held. Gäbe es ihn nicht, würde ich in deinem Kopf vor Angst herumschreien, aber du würdest dich nicht bewegen.

Für deine Entspannung ist der Parasympathikus zuständig. Er ist der Ruhepol in deinem Körper und arbeitet nach dem Rest-and-Digest-Prinzip (»Ausruhen und Verdauen«). Dabei stehen Regeneration, Stoffwechsel und der Aufbau körperlicher Reserven im Fokus. Sicher kannst du dir vorstellen, was es bedeutet, wenn dein Körper anhaltend im sympathischen Modus funktionieren soll: Er hat keine Chance, Nährstoffe aufzufüllen oder Zellrecycling zu betreiben, um Schadstoffe loszuwerden und sich zu regenerieren. Dies schädigt die körperliche und psychische Gesundheit. Der Hauptnerv des Parasympathikus ist der *Nervus vagus* (10. Hirnnerv). Er verläuft vom Hirnstamm zu fast allen Organen des Brust- und Bauchraums und kann:

- den Puls senken
- die Lungenbläschen verengen
- die Darmbewegung verstärken
- die Produktion von Verdauungsenzymen erhöhen

Nicht nur der Sympathikus, auch der Parasympathikus kann aus dem Gleichgewicht geraten. Eine Überaktivierung des Sympathikus resultiert nämlich immer in einer Unterfunktion des Parasympathikus. Dies kann sich in vielerlei Hinsicht auf seine Funktion auswirken. Da die Verdauung ein wesentlicher Aspekt des parasympathischen Zustands ist, sind Magen-Darm-Probleme (siehe Seite 105–113) ein typisches Symptom einer Fehlfunktion des Parasympathikus und meist das Resultat lang anhaltender schlechter Lebensgewohnheiten.

Auch traumatische Erlebnisse und schlechte Erfahrungen in der Kindheit können das Gleichgewicht der beiden stören. Studien legen sogar nahe, dass bereits die Überaktivierung des Sympathikus der Mutter einen bedeutenden Einfluss auf die Stresshormonproduktion ihres Kindes hat. Hier wurden Veränderungen in den Gehirnschaltkreisen beobachtet, die für die Stressverarbeitung wichtig sind.

DAS SAGT DIE PSYCHE

Du weißt nun, dass ich großen Einfluss auf dein vegetatives Nervensystem habe. Was ich auch fühle, ich teile es ihm mit. Wenn es mir nicht gut geht, weil mich die ständigen Reize überfordern, melde ich mich über das vegetative Nervensystem. Bei manchen Menschen mache ich mich zum Beispiel bei Angst mit Schwindel bemerkbar. Andere bekommen Magenschmerzen oder Durchfall. Das ist nicht die feine Art, aber die einzige Möglichkeit, mir Gehör zu verschaffen. In der Medizin wird dies auch als »somatoforme Störung« bezeichnet.

DIE SPRACHE DER ZELLEN

Dein gesamter Körper ist übersät von winzigen Sensoren. Insgesamt verfügt er über ungefähr 100 Milliarden Rezeptoren. Sie dienen der Orientierung im Raum und der Überwachung der Körperfunktionen. Im Sekundentakt messen sie den Blutzuckerspiegel, den Blutdruck oder die Art der Nahrung, die gerade durch den Darm wandert. Damit die gesammelten Informationen ans Gehirn übermittelt werden können, benötigt der Körper ein ausgeklügeltes Kommunikationssystem. Dafür nutzt er Botenstoffe, die sogenannten Neurotransmitter. Sie spielen eine bedeutende Rolle für die Psyche und die Entstehung psychischer Erkrankungen. Gerät die Produktion der Botenstoffe aus dem Gleichgewicht, zieht das in der Regel einen ganzen Rattenschwanz an Symptomen nach sich.

SO KOMMUNIZIEREN DEINE NERVENZELLEN

Es gibt verschiedene Arten von Nervenzellen, doch diese sind fast immer gleich aufgebaut: Sie bestehen aus einem Zellkörper, der das Zentrum der Nervenzelle bildet; einem Hauptfortsatz (Axon), der mit benachbarten Nervenzellen verbunden ist und Informationen weiterleitet; und vielen Fortsätzen (Dendriten), die ebenfalls mit Nachbarzellen in Kontakt stehen und über die Informationen ankommen.

Die Verbindung zwischen zwei Nervenzellen bezeichnet man als Synapse. Zur Kommunikation nutzen die Nervenzellen die Neurotransmitter. Dabei fließen die Informationen nur in eine Richtung. Wenn eine Information von einer Nervenzelle auf die nächste übertragen werden soll, werden Neurotransmitter aus ihrer Synapse freigesetzt. Sie wandern über den sogenannten synaptischen Spalt zur nachgeschalteten Nervenzelle, wo sie an den entsprechenden Rezeptoren andocken. Das Andocken funktioniert nach dem Schlüssel-Schloss-Prinzip. Das bedeutet, dass jeder Neurotransmitter seinen eigenen Rezeptor hat. Daraufhin wird am Rezeptor ein elektrischer Impuls ausgelöst, der dazu führt, dass am anderen Ende der Nervenzelle wieder Neurotransmitter freigesetzt werden – und so weiter.

Übrigens: Damit die Informationsweitergabe nicht verebbt, muss eine Mindestzahl an Neurotransmittern an den Rezeptoren andocken. Werden nicht genügend Neurotransmitter ausgeschüttet oder liegt ein Defekt an den Rezeptoren vor, hört die Weiterleitung auf. Bei neurodegenerativen Erkrankungen sterben typischerweise die Nervenzellen eines bestimmten Neurotransmittertyps ab. Bei der Parkinsonkrankheit sind zum Beispiel die Dopamin produzierenden, bei der Alzheimerkrankheit die Acetylcholin produzierenden Zellen betroffen.

Eine einzige Nervenzelle kann abhängig von ihrem Zelltyp zwischen 1 und 100 000 Synapsen haben. Die Synapsenzahl hängt davon ab, wie gut sie vernetzt ist. Für das Gehirn ist diese Funktion von besonderer Bedeutung. Wird eine Nervenzelle oft benutzt, hat sie viele Synapsen. Wenn du etwas Neues lernst, schließen die Nervenzellen in deinem Gehirn neue Kontakte und es werden neue Synapsen gebildet. Wenn Synapsen nicht mehr gebraucht werden, bilden sie sich wieder zurück.

Diese Mechanismen sind hocheffektiv und ermöglichen eine optimale Anpassung an die Umwelt. Diese Funktion wird auch als Plastizität bezeichnet. Bei Kleinkindern ist das Gehirn ungeheuer plastisch. Dies ist nötig, weil sie noch vieles lernen müssen, um überleben zu können, und es erklärt auch, wieso die Hälfte des Energiebedarfs in diesem Alter auf das Gehirn entfällt. Die Fähigkeit der Nervenzellen, sich zu verändern, reicht über die Pubertät hinaus. Bis etwa zum 25. Lebensjahr sind deine Nervenzellen besonders plastisch und das Gehirn ist noch im Umbau. Danach sind die Nervenbahnen eingefahren, die Plastizität nimmt ab. Bei Erwachsenen entfallen immerhin noch 18 Prozent des Energiebedarfs auf das Gehirn. Allerdings verschwindet die Plastizität der Nervenzellen niemals ganz. Diesen Umstand machen sich Psychotherapeuten zunutze. Du kannst die Psychotherapie vor diesem Hintergrund auch als »Physiotherapie für Nervenzellen« verstehen. Mit einem gezielten Nervenzelltraining und neuen Gedankenansätzen trainierst du neue Denkmuster. Auf diese Weise versuchst du, neue Nervenzellvernetzungen zu stärken und alte abzuschwächen. Dadurch können alte und negativ behaftete Denkmuster wie: »Ich bin nicht gut, so wie ich bin«, neuen und hilfreicheren Denkmustern weichen.

DAS SAGT DIE PSYCHE

Ein wichtiger Weg der Psychotherapie, mich zu heilen, besteht darin, die strukturellen und funktionellen Abweichungen im Gehirn zu normalisieren oder rückgängig zu machen. Die Plastizität der Nervenzellen macht es möglich! Außerdem können bislang ungenutzte Gehirnbereiche aktiviert werden, um ungünstige Gehirnaktivitäten auszugleichen. Bei besonders schweren Erkrankungen kann man auf Hirnscans bereits nach einer 12-wöchigen Psychotherapie Veränderungen beobachten. Wie lange es dauert, bis die Psychotherapie eine Wirkung zeigt, ist allerdings sehr individuell.

DIE UNVERZICHTBARE ARBEIT DER NEUROTRANSMITTER

Die Signalübertragung durch Neurotransmitter ist für das gesamte Nervensystem wichtig – auch für das Gehirn. Ein Ungleichgewicht, eine Über- oder Unterproduktion, äußert sich in einer veränderten Gefühlswahrnehmung. Das liegt daran, dass die Neurotransmitter deine Emotionen steuern. Psychische Erkrankungen gehen daher oft mit einer Veränderung des Neurotransmittersystems einher.

Glutamat ist der Neurotransmitter, der am häufigsten vorkommt. Das bedeutet aber noch lange nicht, dass die anderen Neurotransmitter unwichtig wären. Letztlich erfüllt jeder von ihnen eine unverzichtbare Aufgabe. Dennoch sind das serotonerge (Serotonin), dopaminerge (Dopamin) und cholinerge (Acetylcholin) System etwas Besonderes. Dass es nur sehr wenige Nervenzellen gibt, die diese drei Neurotransmitter ausschütten, macht sie umso einflussreicher, denn jede beteiligte Nervenzelle beeinflusst über 100 000 Synapsen. Ihre Wirkung hält deutlich länger an als die Wirkung von Glutamat. Hinzu kommt, dass etwa 95 Prozent des Serotonins nicht im Gehirn, sondern im Darm gespeichert sind. Denn nicht nur das Gehirn, der Parasympathikus und der Sympathikus nutzen Neurotransmitter zur Kommunikation, auch das Nervensystem des Darms. Gerade für die Darm-Hirn-Achse ist das Serotonin der wichtigste Botenstoff.

Je nachdem, welcher Art die Information ist, die weitergegeben werden soll, werden die entsprechenden Neurotransmitter ausgeschüttet und das entsprechende Nervenzellnetzwerk wird aktiviert. Auf der nächsten Seite findest du eine Übersicht über die wichtigsten Neurotransmittersysteme in deinem Körper und ihre Aufgaben.

Neurotransmitter und ihre Funktion		
Neurotransmitter	**Hauptaufgabe**	**Funktion**
Glutamat	Erinnerung	Lernen und Gedächtnis. Reguliert Bildung und Aufbau von Nervenkontakten.
Acetylcholin	Lernen	Denken, Lernen und Gedächtnis. Aktiviert die Muskeln. Sorgt für Aufmerksamkeit, Wachheit.
Gamma-Aminobuttersäure (GABA)	Entspannung	Beruhigt aktive Nerven im ZNS. Hohe Werte steigern die Konzentration, niedrige verursachen Angstzustände. Trägt zur motorischen Kontrolle und zum Sehvermögen bei.
Dopamin	Motivation und Belohnung	Führt zu Lustgefühlen, Sucht, Bewegung, Motivation. Wir wiederholen Verhaltensweisen, die Dopamin freisetzen.
Serotonin	Stimmung und Schlaf	Unterstützt Wohlbefinden und Zufriedenheit, den Schlafrhythmus und die Regulierung des Verdauungssystems. Wird von Bewegung und Licht beeinflusst.
Noradrenalin	Konzentration und Fokus	Beeinflusst Aufmerksamkeit und Reaktionsfähigkeit. Verengt die Blutgefäße, erhöht den Blutfluss.
Adrenalin	Fight or Flight	Wird in Stresssituationen produziert. Erhöht Herzfrequenz und Blutfluss, was zu körperlicher Stärkung und gesteigerter Aufmerksamkeit führt.
Endorphine	Euphorie	Werden bei Bewegung, Erregung und Sex freigesetzt. Erzeugen Wohlbefinden und Euphorie. Lindern Schmerzen.

DAS SAGT DIE PSYCHE **Wenn es mir nicht gut geht, kann das auf ein Ungleichgewicht in den Neurotransmittersystemen hindeuten. Bin ich glücklich, schütten die Nervenzellen die Neurotransmitter Serotonin und Dopamin aus. Vor allem das Dopamin liebe ich! Es steigert meine Motivation und belohnt dich, wenn du etwas richtig gemacht hast. Deshalb machen viele Drogen wie Kokain so schnell süchtig: Sie hemmen die Wiederaufnahme von Dopamin in die Nervenzellen, sodass Dopamin immer wieder an den Rezeptoren andocken kann und das Belohnungssystem die ganze Zeit über aktiv ist.**

WIE DEINE GEFÜHLE EINFLUSS AUF DIE HORMONE NEHMEN UND UMGEKEHRT

Ein weiterer Aspekt der Zellsprache sind die Hormone. Sie sind ideal, um gezielt schnelle Körperreaktionen auszulösen. Falls du bislang dachtest, die Hormone würden von den Hormondrüsen in Eigeninitiative ausgeschüttet, liegst du falsch. Sensoren messen im Sekundentakt, ob alle Körperfunktionen reibungslos ablaufen, und melden die Informationen an zwei wichtige Hirnstrukturen: Inselrinde (siehe Seite 33) und Hypothalamus. Benötigt der Körper ein bestimmtes Hormon, wird der Hypothalamus aktiv. Er schüttet ein »freisetzendes Hormon« (Releasing-Hormon) aus, das der Hirnanhangsdrüse (Hypophyse) mitteilt, welches Hormon gebraucht wird. Das passiert unbewusst, wobei auch deine psychische Verfassung die Hormonausschüttung beeinflussen kann – besonders die der Stresshormone.

Die Hirnanhangsdrüse (Hypophyse) besteht aus einem vorderen und einem hinteren Teil. Der vordere Teil schüttet Hormone aus, die den Zieldrüsen erst noch mitteilen müssen, dass sie Hormone produzieren sollen. Der hintere Teil produziert Hormone (ADH und Oxytocin), die sofort wirksam sind.
Die von der Hirnanhangsdrüse gebildeten (glandotropen) Hormone werden in den Blutkreislauf freigesetzt. Sie bewirken an den Zieldrüsen die Ausschüttung der eigentlichen (effektorischen) Hormone. Man kann also sagen, dass es sich um eine »Drei-Schritt-Hormonfreisetzung« handelt. Wenn genügend Hormone von der Zieldrüse produziert wurden, geben die Körpersensoren dem Gehirn Bescheid und die Hormonfreisetzung wird gedrosselt. Diese körperlichen Rückkopplungsmechanismen werden auch Biofeedback genannt.

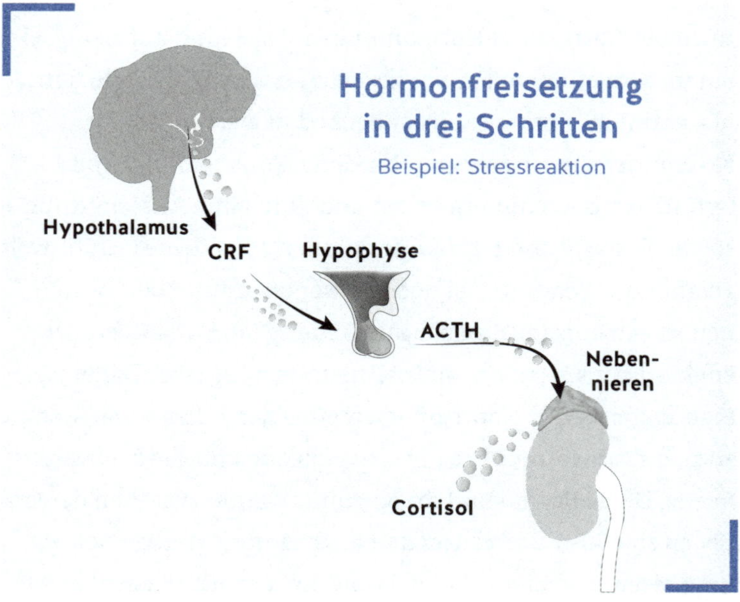

Der Anstoß zur Freisetzung von Hormonen stammt also immer vom Hypothalamus. Er ist die Steuerzentrale des vegetativen Nervensystems und nicht zuletzt von deinen Emotionen abhängig. Das ist kein Zufall! Diese Vorsichtsmaßnahme sorgt dafür, dass dein Körper unter Stress schnell reagieren kann. Bei Angst wird eine Kettenreaktion ausgelöst: In Millisekunden wird die Drei-Schritt-Hormonfreisetzung aktiviert, um Stresshormone wie Cortisol aus den Nebennieren auszuschütten. Im Grunde verursacht jede Art von Stressempfindung, die eine individuelle Grenze überschreitet, diese Reaktion (siehe Seite 66). Adrenalin und Cortisol lösen nicht nur körperliche Reaktionen aus. Sie haben auch Einfluss auf deine psychische Gesundheit, indem sie das Gehirn »wachhalten« und die Sinne schärfen. Du wirst reizbarer und das kann die Gefühlswahrnehmung aus dem Gleichgewicht bringen. Der Grund für die psychische Wirkung von Hormonen sind Rezeptoren im Gehirn. Auch der Darm nutzt Hormone, um auf sich und auf Neuigkeiten im Körperinneren aufmerksam zu machen. Er produziert insgesamt 20 Hormone, die er bei Bedarf ans Blut abgibt.
Fassen wir kurz zusammen: Hormone können infolge von Gefühlen ausgeschüttet werden und durch ihre Ausschüttung sowie die ausgelösten Körperreaktionen auch deine Gefühlswelt verändern. Weder zu viel noch zu wenig ist gut. Allen Hormonen ist gemeinsam, dass für ihre Bildung (ob Vorläufer- oder effektorisches Hormon) viele Nährstoffe nötig sind. Daher ist eine ausreichende Nährstoffversorgung der Zellen Voraussetzung für die Hormonbildung. Dies gilt auch für die Neurotransmitter. Deine Psyche und die Kommunikation zwischen deinen Zellen sind also stärker von deiner Ernährung und deinen Lebensgewohnheiten abhängig, als dir vermutlich bewusst ist.

EINE FRAGE DER GEFÜHLE

Die Verbindung zwischen Emotionen und körperlichen Reaktionen ist nicht neu. Trotzdem scheint sie vielen weit hergeholt zu sein, sodass ihr leider zu wenig Bedeutung beigemessen wird. Von jetzt an soll sich das ändern. Wie bereits erwähnt heißt es schon viel zu lange: »Gefühle zu zeigen, ist ein Zeichen von Schwäche.« Ich möchte, dass du diesen Satz aus deinem Gedächtnis streichst, und an dieser Stelle einen Paradigmenwechsel einläuten: »Gefühle zuzulassen, ist ein Zeichen von Gesundheit.« Denn es bedeutet, dass die Kommunikation zwischen deiner Psyche und deinem Körper funktioniert. Gefühlsblindheit kann zu einem echten Problem werden – für den Körper, die psychische Gesundheit und die sozialen Beziehungen, denn auch Mitgefühl ist ein Gefühl. Allerdings ist nicht nur das Zulassen, sondern auch die richtige Deutung der Gefühle wichtig. Manch einer ist hier festgefahren und denkt immer nur in die gleiche (negative) Richtung. Psychotherapeuten können helfen, das Denken und die Gefühlsdeutung zu verändern.

DAS SAGT DIE PSYCHE

Auf jede Emotion folgt eine körperliche Reaktion. Da ist es ganz normal, dass du körperliche Veränderungen wahrnimmst, wenn ich etwas fühle. Nicht ohne Grund sind im Laufe der Jahre Sprichwörter entstanden, die auf diese Verbindung anspielen: Menschen »sitzt die Angst im Nacken«, sie sind »blind vor Wut«, »machen Luftsprünge vor Freude« oder »erröten vor Scham«. Fällt auch dir eine Floskel ein?

Fakt ist: Wären Gefühle unwichtig gewesen, wären sie von der Evolution irgendwann aussortiert worden. Doch das ist nicht geschehen, denn sie haben unser Überleben gesichert! Angst und Ekel zum Beispiel haben uns vor Tausenden von Jahren vor umherlaufenden Säbelzahntigern und verdorbenem Fleisch geschützt. Jede Sekunde erhält das Gehirn Unmengen an Informationen von den Sinnesorganen wie den Augen oder der Nase, aus der Umwelt oder von den Sensoren im Körperinneren, die es bewerten muss. Dies erfolgt in Form von Gefühlen. Aus biologischer Sicht sind Gefühle somit in allererster Linie ein wichtiger Teil eines klugen Bewertungssystems, damit das Gehirn seiner Aufgabe gerecht werden und die Schaltkreise des Körpers bestmöglich an die Umwelt anpassen kann.
Den Großteil dieser Umweltbewertungen nimmst du nicht bewusst wahr. Erst wenn die Emotionen bis zur Hirnrinde (Kortex) vordringen, erreichen sie dein Bewusstsein. Doch dafür müssen sie zuerst eine Hürde überwinden: den Thalamus. Nicht jedes Gefühl schafft das. Der Thalamus ist der Türsteher deines Bewusstseins. Lässt er eine Information durch, wird sie dir bewusst. Erst die bewusste Wahrnehmung macht es möglich, ein Gefühl zu beschreiben und sagen zu können, dass man Angst hat oder jemanden liebt. Auf der Grundlage unserer Gefühle treffen wir unsere Alltagsentscheidungen. Falls du glaubst, rein rationale Entscheidungen zu treffen, muss ich dich enttäuschen: Auch sie werden von deinen Gefühlen beeinflusst.

WO DEINE GEFÜHLE ENTSTEHEN

Lange dachte man, die Gefühle entstünden ausschließlich in einer Gruppe von Strukturen, die als limbisches System bezeichnet werden. Es umfasst Amygdala, Hippocampus,

Mamillarkörper (*Corpus mamillare*), Gürtelwindung (*Gyrus cinguli*) und *Gyrus parahippocampalis*.
Das limbische System wurde nicht nur über die räumliche Nähe seiner Strukturen, sondern vor allem über ihre funktionalen Verbindungen definiert. Allerdings hat man irgendwann festgestellt, dass Emotionen auch anderswo entstehen. Außerdem werden einigen Komponenten des limbischen Systems noch weitere wichtige Funktionen zugeschrieben. So ist zum Beispiel der Hippocampus nicht nur an der Emotionsverarbeitung und Emotionsregulation, sondern auch an der Bildung und dem Abruf von Gedächtnisinhalten beteiligt. Deshalb hat man die Vorstellung aufgegeben, man könne »emotionale« und »kognitive« Hirnregionen klar voneinander abgrenzen.
Heute weiß man, dass die Entstehung von Emotionen auf einer Reihe vernetzter Hirnareale beruht, die über Neurotransmitter kommunizieren. Dabei spielen sowohl Teile des limbischen Systems wie die Amygdala als auch die sogenannten Basalganglien, die unter anderem der Bewegungskoordination dienen, sowie die Inselrinde (siehe Seite 33) und Teile des Frontallappens (präfrontaler Kortex) eine Rolle. Vereinfacht gesagt existieren viele verschiedene »Schleifen«, also Nervenzellverbindungen, die je nach Zusammenhang aktiviert werden. Dafür erhalten die Inselrinde und die Amygdala, wo Gefühle wie Angst entstehen, im Sekundentakt Informationen von den verschiedenen Systemen des Körpers. Inselrinde und Amygdala kommunizieren unter anderem mit der Hirnrinde und kleinen Kernen im Hirnstamm. Der Grund für die weitreichende Vernetzung ist die Kontrolle der vegetativen Funktionen (siehe Seite 12–18), um daraufhin bei Gefahr Anpassungen vornehmen zu können. Die konkrete Zuordnung eines Hirnareals zu einer bestimmten

Emotion ist deshalb nicht möglich, weil an der Entstehung von Hormonen immer mehr als ein Hirnareal beteiligt ist. Es werden auch verschiedene Neurotransmitter ausgeschüttet. Emotionen sind also sehr komplex. Bei der Behandlung von psychischen Erkrankungen denkt man deshalb schon seit einigen Jahren um: Statt den Fokus auf einzelne Hirnregionen zu legen, geht man inzwischen davon aus, dass psychische Erkrankungen auf einer gestörten Interaktion zwischen den verschiedenen Hirnarealen beruhen.

Die sieben Grundemotionen

In der Wissenschaft geht man von mindestens sieben angeborenen Emotionen aus, die im Körper sozusagen das entsprechende Programm starten. Am besten erforscht ist die Angst. Laut dem US-Psychologen Paul Ekman existieren sieben Grundemotionen, die überall auf der Welt gleich sind und von jedem Menschen verstanden werden. Sie werden durch eine bestimmte Mimik ausgedrückt und lösen unterschiedliche körperliche Reaktionen aus.

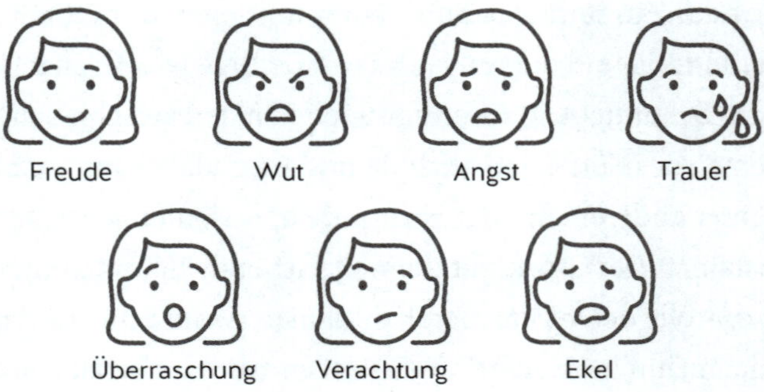

DAS SAGT DIE PSYCHE

Ist die Kommunikation zwischen den Hirnarealen gestört, in denen Emotionen entstehen, steht meine Gefühlswelt kopf und ich werde krank. Je nachdem, wo es knirscht, können unterschiedliche Funktionsstörungen die Folge sein. So geht man zum Beispiel davon aus, dass bei Depressionen gleich mehrere Teile des limbischen Systems betroffen sind. Untersuchungen depressiver Patienten zeigen, dass in bestimmten Hirnarealen die Bildung neuer Nervenzellen bei gleichzeitig beobachtbarer Überaktivität vermindert ist. Dadurch ist das Alarmsystem des Körpers dauerhaft aktiv. Dies stört die Regenerationsfähigkeit der Nervenzellen in diesen Bereichen und setzt einen Teufelskreis in Gang. Da einige der betroffenen Areale auch andere Funktionen wie den Schlaf-wach-Rhythmus und das Sexualverhalten kontrollieren, kann es sein, dass du bei einer Störung weder Lust auf Sex hast noch schlafen kannst.

DIE FURCHTREAKTION: EINE DOPPELTE LADUNG ANGST

Wusstest du, dass du eigentlich zweimal Angst empfindest, wenn du etwas Furchterregendes siehst? Der Grund dafür ist, dass die Emotion Angst zwei verschiedene Entstehungswege hat: einen schnellen und einen langsamen. Wobei »langsam« an dieser Stelle relativ ist. Damit du in einer potenziell lebensbedrohlichen Situation blitzschnell reagieren kannst, verläuft der erste Weg ohne Umwege über den Thalamus zur Amygdala, einem Teil des limbischen Systems. Dort wird innerhalb weniger Millisekunden entschieden, ob das, was du gerade siehst, gefährlich ist oder nicht. Daher wird die Amygdala auch als »Angstzentrum« bezeichnet. Neben der Angst entstehen dort auch andere Stress auslösende Emotionen wie Wut und Trauer. Kommt die Psyche zu dem Schluss, dass du in Lebensgefahr bist, werden über Hypothalamus und Hirnstamm direkt Körperreaktionen aktiviert und Stresshormone wie Cortisol und Adrenalin ausgeschüttet. Diese körperlichen Reaktionen geschehen, noch bevor dir überhaupt bewusst wird, dass du Angst hast oder wovor du zurückschreckst.

Übrigens: Um die Amygdala wieder zu beruhigen, hilft eine Umarmung. Dadurch wird nämlich das »Kuschelhormon« Oxytocin ausgeschüttet, das die Aktivität des Angstzentrums im Gehirn hemmt.

Der zweite Weg arbeitet etwas genauer, da er die Reize deutlich detaillierter verarbeitet. In diesem Fall führt der Weg zunächst über andere Hirnstrukturen zum Hippocampus, wo Gedächtnisinhalte abgerufen werden. Dort kann die Situation mit früheren Erlebnissen verglichen werden. Manchmal entscheidet die Psyche dann, dass die erste Reaktion ein bisschen *too much* war, und auf dem ersten Weg voreilig gezogene Schlüsse können wieder zurückgenommen werden.

Das klappt aber nicht jedes Mal, denn die beiden Systeme arbeiten nicht immer so gut zusammen, wie es auf den ersten Blick scheint. Der erste Weg sichert zwar dein Leben, kann dich aber auch daran hindern, klar zu denken. In einer stressgeprägten Welt wie der unseren ist das nicht die beste Voraussetzung.

Eine Überaktivierung der Hirnareale, die an der Emotionsentstehung beteiligt sind, kann daher besonders bei empfindlichen Menschen einen wahren Tsunami an Körperreaktionen auslösen. An dieser Stelle spielt der Vagusnerv eine wichtige Rolle.

Als Teil des Parasympathikus und durch seine Verbindungen, die bis in die Teile des Gehirns reichen, in denen Emotionen entstehen, kann er entspannend wirken. Daher wird seit einigen Jahren die sogenannte Parasympathikusstimulation, bei der der Vagusnerv stimuliert wird, etwa zur Therapie von Depressionen, chronischen Schmerzen, Morbus Crohn und bestimmten Formen von Epilepsie eingesetzt. Damit soll die Ausschüttung der Neurotransmitter und die Überaktivierung des limbischen Systems wieder normalisiert werden.

DIE INSELRINDE: WO DAS KÖRPERINNENBILD ENTSTEHT

Nicht nur die Außenwelt beeinflusst deine Gefühle, auch die Vorgänge im Körper haben Auswirkungen auf die Entstehung der Gefühle. Um ein bestmögliches Innenbild des Körpers zu haben, möchte das Gehirn alles ganz genau wissen. Dafür müssen die Neuigkeiten aus den Zellen auch irgendwo integriert werden. Das passiert in der Inselrinde. Sie ist nicht größer als eine Zwei-Euro-Münze, hat aber einen großen Einfluss auf deine Empfindungen, denn sie steht in engem Austausch mit der Amygdala und dem Thalamus, dem Türsteher des Bewusstseins (siehe Seite 28).

Über den Vagusnerv erhält die Inselrinde Informationen aus dem Körperinneren, zum Beispiel über den Füllstand der Harnblase oder die Zusammensetzung deines Mittagessens im Darm. Auch andere Messsysteme sind an der Nachrichtenübermittlung beteiligt. Die Wahrnehmung dieser Informationen und die entsprechende Regulierung des körperlichen Gleichgewichts (Homöostase) werden als »Interozeption« bezeichnet. Jede Information entspricht einem Pixel. Alle zusammen ergeben das vollständige Körperinnenbild.

Dieses Innenbild ist eng mit dem sogenannten Salienzsystem verbunden. Es beurteilt, welchen Signalen Aufmerksamkeit geschenkt werden muss, und arbeitet im Normalfall unterhalb der Bewusstseinsschwelle. Nur wenige Ereignisse überschreiten die Salienzschwelle. Das Zentrum des Salienzsystems befindet sich im Frontallappen. Auch deine Darmempfindungen werden dort erzeugt, abgerufen und gespeichert.

Ein Gefühl, das in dir erzeugt und von dir wahrgenommen wurde, soll dich dazu veranlassen, etwas zu tun. Ereignisse mit hoher Salienz gehen also immer mit starken Gefühlen einher. Daher ist es auch nicht verwunderlich, dass die Salienzschwelle stark davon abhängt, wie du dich gerade fühlst. Je ängstlicher du beispielsweise bist, desto niedriger ist die Salienzschwelle. Das heißt, dass du Signale dann deutlich schneller bewusst wahrnimmst. Interozeptive Informationen, die ins Bewusstsein gelangen, haben nicht nur die Salienzschwelle überschritten, sondern es auch in den vorderen Teil der Inselrinde geschafft. Der vorderste Teil der Inselrinde bildet das sozial-emotionale Zentrum und ist immer dann aktiv, wenn du Schmerz, Furcht oder Übelkeit empfindest.

DAS SAGT DIE PSYCHE

Meine Beziehung zur Inselrinde wird erst seit einigen Jahren richtig erforscht. Aus aktuellen Studien weiß man, dass dieser Teil des Gehirns eine Rolle bei Erkrankungen wie Depressionen, Essstörungen und Panikattacken spielt. Man geht davon aus, dass eine Störung des Salienzsystems vorliegt.

DAS GEFÜHLSGEDÄCHTNIS

Starke Emotionen gehen in der Regel mit einer höheren Aufmerksamkeit einher. Dies macht sich unser schlaues Gehirn zunutze. Es merkt sich vieles, indem es Erfahrungen mit Gefühlen verknüpft wie ein Emotionen-Erinnerungen-Etikettierungsverfahren. So können wir uns nicht nur besser erinnern, sondern vor allem schneller entscheiden, was unser Überleben sichert. Erinnerungen dienen dazu, frühere Bewertungen und deren Folgen abzurufen und die gleichen Fehler nicht noch einmal zu machen. Dies kann uns vor schlechten Entscheidungen bewahren, damit wir eine psychische Belastung nicht erneut durchleben zu müssen. Das Emotionen-Erinnerungen-Etikettierungsverfahren ist besonders für den zweiten Weg der Gefühlsentstehung bei Angst wichtig, um vergleichen zu können. Auch mit Blick auf intuitive Entscheidungen spielt es eine Rolle. Der Mensch besitzt im vorderen Teil der Inselrinde tatsächlich »Intuitionszellen«, um schnell Urteile fällen zu können.
Je intensiver ein Gefühl, desto eher bleibt es uns im Gedächtnis. Manchmal mit negativen Folgen: Denn wenn einmal etwas mit einem bestimmten Etikett versehen wurde, wird es das nicht mehr so leicht los. Diese Etikettierung passiert meist unbewusst. Mit Blick auf Angststörungen sind derartige Verknüpfungen nicht selten. Sowohl Lebensmittel als auch bestimmte Situationen können mit Etiketten versehen werden. Daher ist es besonders wichtig, dass du nur etwas isst, wenn du nicht gerade traurig oder wütend, also sehr emotional bist. Der Vorgang der Etikettierung erklärt auch, weshalb zwei Personen in der gleichen Situation unterschiedlich reagieren. Deine Erfahrungen prägen deine Emotionswahrnehmung nachhaltig. Das macht deine Psyche so individuell wie nichts sonst in deinem Körper.

BAUCHGEFÜHLE

Noch bevor der Mensch wusste, dass der Darm über ein eigenes Nervensystem verfügt, hat er Gefühle im Bauch gespürt. Da sie die Aufgabe haben, für die Anpassung des Körpers an die Umwelt zu sorgen, scheint das auch recht logisch zu sein: Das Gehirn löst Körperreaktionen aus und genau wie deine Emotionen deinen Herzschlag und deine Atemfrequenz beeinflussen, ist ihr Einfluss auch im Magen-Darm-Trakt zu spüren.
Wie du weißt, entspricht jede der sieben Grundemotionen einem Gesichtsausdruck (siehe Seite 30). Er entsteht, indem das Gehirn ein spezielles Signalmuster an die Gesichtsmuskeln sendet. Unabhängig davon, welcher Nationalität oder ethnischen Gruppe ein Mensch angehört, kann er den Gesichtsausdruck seines Gegenübers erkennen. Diese Signalmuster lassen sich auf ähnliche Weise auch auf den Magen-Darm-Trakt übertragen. Wut etwa führt dazu, dass dein Magen mehr Säure produziert und sich zusammenzieht. Infolge der Aktivierung des Sympathikus wird die Verdauung heruntergefahren. Dies geschieht im Grunde bei allen Emotionen, die den Überlebensmodus aktivieren, wobei Angst und Wut besonders stimulierend wirken.
Dein Darm spiegelt also alle emotionalen Höhen und Tiefen wider. Manche Menschen sprechen von Schmetterlingen im Bauch, wenn sie verliebt sind. Anderen wird übel, wenn sie an etwas Unangenehmes denken. Und es gibt einen weiteren Grund, weshalb wir Gefühle im Darm wahrnehmen: die Bakterien des Mikrobioms. Aus der Forschung weiß man, dass die Gefühle einen entscheidenden Einfluss auf ihre Zusammensetzung haben. Außerdem ist kaum ein Organ empathischer als der Darm. Er hat aber auch selbst Empfindungen, was daran liegt, dass er das größte Sinnesorgan des Körpers ist.

DIE FERNBEZIEHUNG ZWISCHEN DARM UND GEHIRN

Obwohl Darm und Gehirn eine Fernbeziehung führen, ist keine andere Organbeziehung inniger als das Verhältnis zwischen Darm und Gehirn oder Darm und Psyche. Das Geheimnis ihrer Beziehung ist nicht nur der Vagusnerv, der sie verbindet, sondern umfasst noch so viel mehr. Bislang haben wir uns nur den Einfluss des Gehirns auf den Darm angeschaut (efferente Nervenfasern). Aber nur 10 Prozent der Informationen fließen in diese Richtung. 90 Prozent fließen umgekehrt vom Darm zum Gehirn (afferente Nervenfasern).
Lange galt das Gehirn als die höchste Instanz des Körpers. Zu Beginn der Forschungen zur Darm-Hirn-Achse war man noch zaghaft, doch mit der wachsenden Zahl der Forschungsergebnisse wird die bisherige Führungsposition des Gehirns immer mehr infrage gestellt.

Die Darm-Hirn-Achse

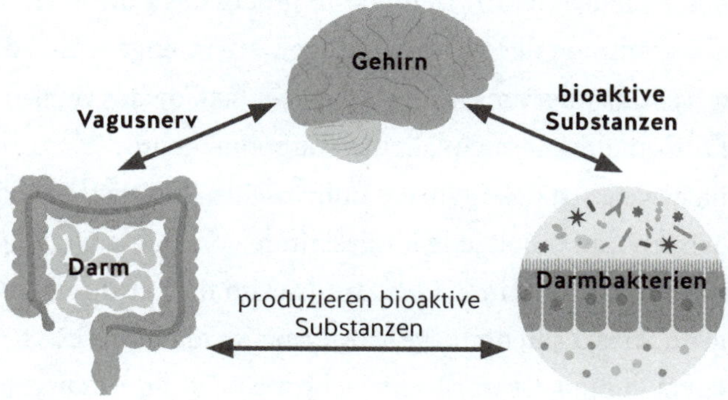

Heute spricht man von einer bilateralen Beziehung zwischen Darm und Gehirn, wobei dem Darm mittlerweile die größere Rolle zugeschrieben wird. Wieso? Das wirst du gleich sehen! Aber an dieser Stelle möchte ich die Autorität des Gehirns nicht untergraben, denn es hat durchaus eine wichtige Wirkung auf die Verdauungsfunktionen. Das liegt daran, dass neben parasympathischen Nerven wie dem Vagusnerv auch sympathische Nerven auf den Magen-Darm-Trakt wirken. Am stärksten ist ihr Einfluss an Anfang und am Ende des Verdauungssystems.
Der Darm gibt die Informationen all seiner Sensoren an das enterische Nervensystem weiter. Dies ist eine Art darmeigenes Gehirn und wird deshalb auch Darmhirn genannt. Dort werden die Informationen gesammelt und eventuelle Anpassungen im Magen-Darm-Trakt vorgenommen. Anschließend sendet das enterische Nervensystem alle nützlichen Informationen ans Gehirn weiter. Dabei ist unter anderem der Vagusnerv sein Sprachrohr. Hinzu kommen die im Darm ausgeschütteten Hormone und Botenstoffe, die über das Blutkreislaufsystem ebenfalls wichtige Informationen übermitteln. Das heißt, nicht jede Information, die das enterische Nervensystem erhält, erreicht auch das Gehirn, denn dafür gibt es das Darmhirn. Offenbar sammelt der Darm so riesige Datenmengen, dass die Natur das Darmnervensystem geschaffen hat, da das Gehirn all diese Informationen nicht allein verarbeiten kann.
Normalerweise ist das Gehirn nämlich sehr neugierig. Es will alles wissen und erhält jede Millisekunde von jedem Organ und jeder Zelle Informationen über das, was im Körperinneren vor sich geht. So ist es in der Lage, die Körpersysteme im Gleichgewicht zu halten. Obwohl dem Gehirn ein Großteil der Darminformationen vorenthalten bleibt, erreichen es dennoch

auf verschiedenen Wegen sehr viele Daten aus dem Darm. Das meiste davon nimmst du nicht bewusst wahr, es beeinflusst aber dennoch deine Gesundheit und dein Wohlbefinden. Lange Zeit hat sich die Forschung bei der Kommunikation zwischen Darm und Gehirn nur auf die Verdauungsfunktionen und das Sättigungsgefühl konzentriert. Erst seit einigen Jahren beschäftigen sich mehr Forschungsteams mit den psychischen Auswirkungen dieser Kommunikation.

DAS DARMHIRN

Durch die anatomische Besonderheit des Darmhirns kann der Darm auch autark arbeiten. Im Grunde ähnelt die Aufgabe des enterischen Nervensystems der zentralen Kontrollfunktion des Gehirns, allerdings kümmert es sich einzig und allein um den Magen-Darm-Trakt. Dafür winden sich mehr als 50 Millionen Nervenzellen wie eine Ranke um den Magen-Darm-Trakt herum, von der Speiseröhre bis zum Enddarm. Neben der Informationsübermittlung besteht die wichtigste Aufgabe des Darmhirns darin, die Verdauung zu steuern sowie die Funktionen des Darms, also die Ausschüttung bestimmter Verdauungsenzyme und die Bewegung des Verdauungstrakts, sicherzustellen und anzupassen, damit alles optimal ablaufen kann.
Damit dem Darm nichts entgeht, ist sein Sinnessystem sehr ausgeklügelt. Es misst Temperatur, pH-Wert, Nährstoffzusammensetzung der Nahrung, Wassergehalt, Druck, hormonelle und entzündungsfördernde sowie mikrobielle Signale bis hin zur Beschaffenheit des Mikrobioms. In der Darmschleimhaut befinden sich sogar Geschmacks- und Geruchsrezeptoren sowie hormonproduzierende Zellen und Immunzellen. Süße Geschmacksrezeptoren spielen eine Rolle im Kohlenhydratstoff-

wechsel. Sie fördern die Freisetzung von Hormonen, sind an der Sättigung beteiligt und reagieren nicht nur auf Kohlenhydrate, sondern auch auf Süßstoffe. Andere Rezeptoren sprechen nur auf Stoffe an, die von Darmbakterien produziert werden. Neben seiner Bericht erstattenden Rolle gegenüber dem Gehirn ist der Darm immer bemüht, Energie in Form von Kohlenhydraten, Proteinen und Fett sowie wichtige Mikronährstoffe aus den Nahrungspartikeln für deine Zellen zu gewinnen. Allerdings freut er sich auch über Ruhephasen, die er zur Selbstreinigung nutzt. Ungefähr eine Stunde, nachdem die Arbeit des Dünndarms getan ist, beginnt der »wandernde motorische Komplex«. Zunächst wird der Magen gespült, damit der letzte Krümel weiterwandert. Anschließend erzeugt der Dünndarm eine Welle, die den Darm entlangfegt und alles vor sich herschiebt. Deshalb hat der motorische Komplex den Spitznamen *housekeeper* und unterliegt ebenfalls der Steuerung des Darmhirns.

DAS SAGT DIE PSYCHE

Wenn ich gestresst bin, hilft mir der Darm. Denn unter Stress benötigt das Gehirn sehr viel Energie, die es sich vom Darm leiht. Er spart sie netterweise bei der Verdauung ein und verzichtet dazu auf einen Teil seiner Durchblutung. Das ist natürlich nur eine Notlösung. Aber in der modernen Welt brauche ich ständig seine Hilfe. Das gefällt ihm gar nicht und wenn es zu oft passiert, sendet er Alarmsignale und reagiert immer empfindlicher auf Stress und bestimmte Lebensmittel. Meine Stresswahrnehmung stresst also auch den Darm.

Obwohl sich das enterische Nervensystem hauptsächlich in der Embyronalphase ausbildet, finden einige Entwicklungsschritte wie die Bildung der Nervenschaltkreise erst nach der Geburt statt. Dies geschieht parallel zur Entwicklung des Mikrobioms. Besonders die ersten Lebensjahre stellen ein kritisches Fenster für die Neuroentwicklung dar. Den im Darm lebenden Bakterien kommt dabei eine besonders wichtige Rolle zu (siehe Seite 50–52). Offenbar haben einige Bakterienkulturen Einfluss auf die Entwicklung eines gesunden Darmhirns, wie Studien mit »keimfreien Mäusen« (also Mäusen ohne Darmbakterien) offenbarten. Sie zeigten nicht nur Störungen hinsichtlich der Funktionen des Darmhirns, sondern auch eine gestörte Signalgebung in der Kommunikation mit dem Gehirn. Als man ihnen Darmbakterien verabreichte, verschwanden diese Symptome. Eine weitere wichtige Erkenntnis der neuesten Forschung sollten wir ebenfalls nicht außen vor lassen: Bislang wurden in Studien vor allem die Auswirkungen des Mikrobioms auf das enterische Nervensystem betrachtet. Das enterische Nervensystem scheint aber umgekehrt genauso in der Lage zu sein, das Mikrobiom zu beeinflussen. Somit stellt sich die Frage, ob Veränderungen des enterischen Nervensystems auch zu Veränderungen des Mikrobioms führen.

DER VAGUSNERV: MITTLER ZWISCHEN GEHIRN UND DARM

In der Medizin wurde die Rolle des Vagusnervs bei der Nachrichtenübermittlung zwischen Gehirn und Darm lange unterschätzt. Bei Patienten mit Magengeschwüren wurde der Vagusnerv sogar bis in die 1980er-Jahre einfach durchtrennt. Zum Glück finden sogenannte Vagotomien heute nur selten statt, denn man hat die Bedeutung dieses Nervs erkannt.

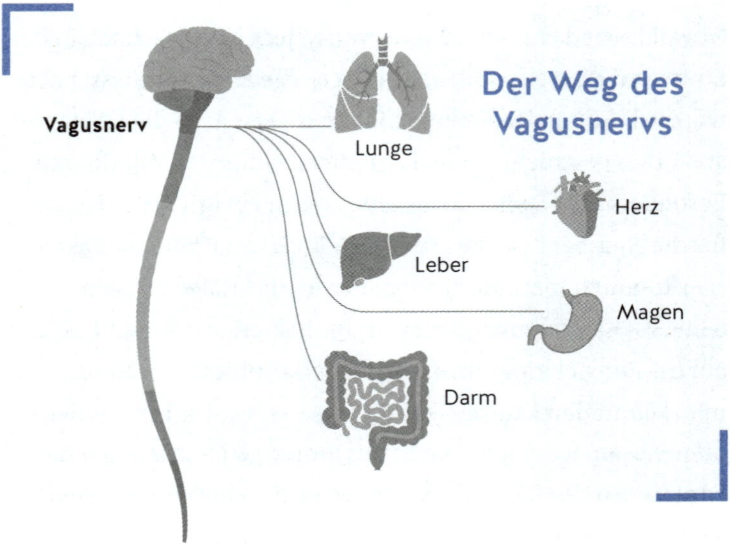

Der Vagusnerv ist die schnellste und direkteste Verbindung zwischen Darm und Gehirn. Aufgrund seiner großen Vielfalt an Rezeptoren reagiert er auch auf eine Vielzahl von Signalen. Je nach Information können diese Signale chemischer, mechanischer oder hormoneller Natur sein. Alle Informationen, die über den Vagusnerv ans Gehirn übermittelt werden, erreichen zunächst die Inselrinde, den Hypothalamus und das limbische System. Deshalb hat die Nachrichtenübermittlung Einfluss auf deinen Appetit, dein Schmerzempfinden und sogar deine Gefühle. Das heißt, bei manchen Menschen kann ein verstopfter Darm ein unangenehmes Gefühl oder schlechte Laune verursachen. Studien zur Stimulation des Vagusnervs bestätigen seine Rolle bei der Stimmungsregulierung. Die Stimulation des Vagusnervs steigert unter anderem die Freisetzung von Neurotransmittern wie GABA, Noradrenalin, Serotonin und Dopamin in den Hirnregionen, die mit Gefühlen wie Angst und Depression in Verbindung stehen. Außerdem zeigen Untersuchungen

mit Mäusen, dass die Aktivierung des Vagusnervs im Magen-Darm-Trakt das Belohnungsverhalten beeinflusst. Er wirkt also nicht nur auf die Nahrungsaufnahme, sondern vermutlich auch auf das Verhalten im Allgemeinen.
Fazit: Über den Vagusnerv beeinflusst der Darm einerseits Empfindungen wie Hunger, Sättigung oder Stuhldrang. Andererseits reicht sein Einfluss noch sehr viel weiter und erreicht sowohl deine Gefühle als auch kognitive Vorgänge. Ein süßer Geschmack hebt bei Säuglingen nachweislich die Schmerzschwelle an und löst in ihrem Gehirn die Ausschüttung von körpereigenen Opioiden (schmerzlindernden Substanzen) aus. Überhaupt sind Säuglinge das perfekte Beispiel für eine intakte, über den Vagusnerv vermittelte Kommunikation zwischen Darm und Gehirn mit Einfluss auf die Gefühle: Sie weinen, wenn sie Hunger haben, quengeln bei schmerzhaften Blähungen und sind zufrieden, wenn sie satt sind.

SO KOMMUNIZIEREN DIE ZELLEN DEINES DARMS

Würde man alle hormonproduzierenden Zellen des Darms zusammenballen, entstünde die größte Hormondrüse des Körpers – sogar größer als die Schilddrüse. Insgesamt produziert der Darm 20 verschiedene Hormone, die sowohl im Magen-Darm-Trakt als auch im Gehirn wirken. Der wichtigste Botenstoff für die Signalübertragung im Darmnervensystem ist der Neurotransmitter Serotonin. Ihm kommt bei allen Vorgängen im Darm eine Schlüsselrolle zu. Serotonin reguliert die Bewegung des Darms. Auch das bei Magen-Darm-Infektionen ausgelöste Brech- oder Durchfallsignal wird so vermittelt. Außerdem sendet der Darm mithilfe von Serotonin kontinuierlich Nervensignale über den Vagusnerv an das Gehirn. Experimente mit

Mäusen machen die Bedeutung dieses Neurotransmitters für die Signalübertragung zwischen Gehirn und Darm sichtbar: Bei einem künstlich verursachten Serotoninmangel im Gehirn und im Darm von Mäusen bekommen die Tiere häufiger Verstopfungen und werden gleichzeitig depressiv.

Der Serotoninspeicher des Darms enthält 95 Prozent des gesamten Serotonins im Körper und befindet sich in unmittelbarer Nähe des Vagusnervs. Das ist nicht überraschend, da Serotonin von Zellen der Darmschleimhaut produziert wird. Dafür benötigt dein Körper Tryptophan, das du über die Nahrung aufnimmst (siehe Seite 181–183). Die Serotonin produzierenden (serotonergen) Nervenzellen im Gehirn bilden ebenfalls Serotonin, aber wesentlich weniger. Die Serotoninproduktion des Gehirns lässt sich nicht direkt beeinflussen, aber auch hier scheint der Vagusnerv einen gewissen Einfluss zu haben, denn der Serotoninspiegel im Gehirn ist indirekt von der Verfügbarkeit des Serotonins im Darm abhängig. Darüber hinaus gibt es im Darm serotoninspeichernde Zellen mit Rezeptoren, die auf Stoffwechselprodukte der Darmbakterien reagieren.

DAS SAGT DIE PSYCHE

Damit es mir wieder besser geht, werden manchen Menschen Antidepressiva wie Prozac verschrieben, die Einfluss auf das Serotoninsystem nehmen. Mehr als jeder Vierte von ihnen bekommt es mit Nebenwirkungen wie Übelkeit, Durchfall und Verstopfungen zu tun. Dies liegt an den Serotoninrezeptoren im Darm.

Letztlich nutzen der Darm und das enterische Nervensystem dieselben Botenstoffe wie das Gehirn und alle anderen Organe deines Körpers. Die brillante Zusammenarbeit zwischen Darm, enterischem Nervensystem und Gehirn macht es möglich, dass wir von den meisten Vorgängen im Darm nichts mitbekommen. Maximal ein Zehntel der Informationen, die im Gehirn eingehen, schaffen es ins Bewusstsein und überwinden die Schwelle des Thalamus. Die Darmempfindungen, die dir bewusst werden, lassen sich an einer Hand abzählen: Hunger, Sättigung sowie der Druck, wenn du auf Toilette musst, und vielleicht noch ein unangenehmes Stechen, wenn sich zu viel Luft im Darm angesammelt hat. Abgesehen davon gibt es nicht viele Situationen, in denen deine Darmempfindungen in dein Bewusstsein dringen. Das ist auch gut so – schließlich möchtest du nicht über jede unzerkaute Kichererbse Bescheid wissen.

WENN DAS IMMUNSYSTEM ALARM SCHLÄGT

Der Großteil der Immunzellen des Darms sitzt im Dünndarm. Hier sind 70 bis 80 Prozent des gesamten Immunsystems deines Körpers zu Hause. Wenn die Immunzellen des Darms etwas Verdächtiges entdecken, zum Beispiel Viren, lösen sie Alarm aus. An dieser Reaktion sind auch die Darmbakterien beteiligt. Damit der Darm die volle Unterstützung bekommt, informieren sie auch das Gehirn, indem sie Botenstoffe ausschütten, sogenannte Zytokine. Es gibt sowohl entzündungshemmende als auch entzündungsfördernde Zytokine. Sie lösen einerseits über den Vagusnerv entsprechende Nervenimpulse aus und gelangen andererseits im Blut zum Gehirn.

Dort machen sie zunächst an der Blut-Hirn-Schranke halt. Sie ist die wichtigste Barriere, um das Gehirn vor Eindringlingen und schädlichen Einflüssen zu schützen, und entsprechend streng. Doch das gilt nicht für alle Substanzen. Daher stehen neben bestimmten Hormonen auch einige Botenstoffe wie die erwähnten Zytokine auf der »Gästeliste« des Türstehers des Gehirns. Der Grund dafür ist, dass sie ein wichtiger Bestandteil des Immunsystems sind. Im Gehirn veranlassen sie unter anderem die Aktivierung der Mikrogliazellen (Immunzellen).

Es ist kein Geheimnis, dass eine Daueraktivierung des Immunsystems dem Körper schadet. Mittlerweile sind sich die Forscher sicher, dass ein Zusammenhang zwischen einer übermäßigen Immunaktivierung und der Entstehung neurodegenerativer Erkrankungen wie der Alzheimer- oder der Parkinsonkrankheit besteht (siehe Seite 77–78).

Die immunaktivierende Kettenreaktion wird allerdings nicht nur dann angestoßen, wenn die Immunzellen Viren und Bakterien oder verdorbene Nahrungsbestandteile entdecken. Entzündungsreaktionen, die deine körperliche Immunabwehr aktivieren, können auch in Gang gesetzt werden, wenn du etwas sehr Ungesundes isst. Auch dann werden Zytokine ausgeschüttet.

WISSEN TO GO

Neuesten Erkenntnissen zufolge kann eine fett- und zuckerreiche Ernährung zu Veränderungen beim Vagusnerv führen. Dies begünstigt die Aktivierung des Immunsystems und die Entstehung von Entzündungen im Gehirn, was das Neurotransmittersystem aus dem Gleichgewicht bringen kann.

Die Folgen ungesunden Essens sind also sehr weitreichend. Deshalb lohnt ein genauer Blick auf die Ernährung.

DAS MIKROBIOM – KLEINE LEBEWESEN, GROSSE WIRKUNG

Einen wichtigen Teil der Darm-Hirn-Achse haben wir bislang noch viel zu wenig beachtet: die Darmbakterien (Mikroben). Eigentlich müssten wir die Darm-Hirn-Achse an dieser Stelle in »Mikrobiom-Darm-Hirn-Achse« umtaufen. Um es nicht unnötig kompliziert zu machen, verzichten wir darauf. Aber merke dir: Wenn von der Darm-Hirn-Achse die Rede ist, zählt immer auch das Mikrobiom dazu!

Die Darmbakterien sind fester Bestandteil deines Körpers. Sie haben vor langer Zeit eine Art Pakt mit den Menschen geschlossen, von dem beide Seiten profitieren. Wir bieten ihnen eine geschützte Umgebung und Nahrung, dafür unterstützen sie im Gegenzug unsere Verdauung und versorgen uns mit Stoffen, die wir selbst nicht produzieren können – ein Gewinn für beide Seiten. Doch das war einmal, denn mit der heutigen Ernährung begehen die meisten Menschen Vertragsbruch. Die »Strafe« dafür sind zum Beispiel:

- Blähungen
- Durchfall
- Verstopfungen
- Depressionen
- Schlafstörungen
- neurodegenerative Erkrankungen – die Liste ist lang

In den letzten Jahren ist es der Wissenschaft gelungen, den enormen Einfluss der Mikroben auf die körperliche und psychische Gesundheit immer mehr zu entschlüsseln. Trotzdem steckt die Mikrobiomforschung noch in den Kinderschuhen.

DARF ICH VORSTELLEN? DEINE DARMBAKTERIEN!

Mit bloßem Auge können wir die Welt der Darmbakterien nicht erkennen. Dabei übersteigt ihre Zahl sogar die Summe der Zellen des menschlichen Körpers. Knapp 2 Kilogramm – insgesamt 100 Billionen – Bakterien tummeln sich in der Darmschleimhaut. Je nach ihren Vorlieben leben sie lieber im Dünn- oder im Dickdarm. Während man sagen kann, dass die Anzahl der Darmbakterien in den oberen Darmabschnitten (dem Namen entsprechend) eher dünn ist, sieht es im Dickdarm ganz anders aus.

Das menschliche Mikrobiom umfasst die Gesamtheit aller Mikroorganismen im Darm. Es besteht also nicht nur aus Bakterien, sondern auch aus Viren, Hefen und Pilzen. Für die Psyche sind jedoch in erster Linie die Bakterien von Bedeutung, sodass ich dir ihre Welt genauer vorstellen möchte. Insgesamt wird das Mikrobiom von sechs Bakterienstämmen dominiert.

Die sechs Bakterienstämme des Mikrobioms

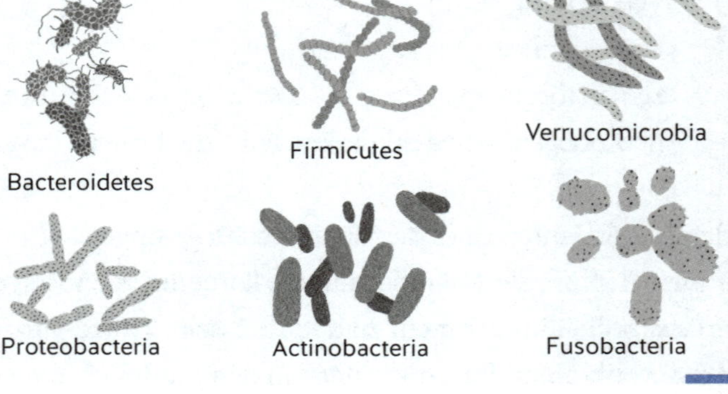

Firmicutes und *Bacteroidetes* machen zusammen etwa 70 bis 90 Prozent aller Darmbakterien aus. Diese Bakterienstämme werden in Bakteriengattungen unterteilt. Ungefähr 1 800 verschiedene Gattungen von Bakterien leben in deinem Darm. Den einen oder anderen Namen hast du vielleicht schon einmal gehört. Zu den prominentesten Gattungen gehören Bifidobakterien (*Actinobacteria*), Laktobazillen (*Firmicutes*) und *Prevotella* (*Bacteroidetes*). Darüber hinaus werden bestimmte Bakteriengattungen als nützlich betrachtet und andere als potenzielle Krankheitserreger eingestuft, weil sie Entzündungen fördern. Bifidobakterien und Laktobazillen gelten im Allgemeinen als die »Guten«, während andere Arten wie *Escherichia coli* oder *Enterobacteriaceae* und Bakterien der Gattung *Clostridium* mit Erkrankungen in Verbindung stehen.
Alle Darmbakterien übernehmen Aufgaben, die unser Körper allein nicht bewältigen kann. Im Zusammenhang mit der psychischen Gesundheit ist besonders die Produktion von Vorläufersubstanzen, zum Beispiel von Tryptophan (wird für die Herstellung von Serotonin benötigt) und Neurotransmittern wie Dopamin, Noradrenalin und GABA, wichtig. Auch die Produktion vieler Metaboliten (Substanzen, die bei Stoffwechselvorgängen entstehen) wie der kurzkettigen Fettsäuren ist Aufgabe der Mikroben. Sie beeinflussen unter anderem die Serotoninfreisetzung im Darm. Hinzu kommt, dass bestimmte Laktobazillen etwa die GABA-Produktion regulieren. Außerdem stellen die Darmbakterien B-Vitamine, Vitamin K und Proteine für die Hormonproduktion her. Bereits in den 1990er-Jahren schlugen Wissenschaftler vor, das Mikrobiom als endokrines (hormonproduzierendes) Organ anzuerkennen. Hättest du gedacht, dass etwa 40 Prozent der Stoffe im Blut von Darmbakterien stammen?

DAS SAGT DIE PSYCHE **Je gesünder ich bin, desto vielfältiger sind auch die Zusammensetzung des Mikrobioms und vor allem die Anzahl der »guten« Bakterien im Darm. Dies führt wiederum zu einer gesunden und ausgeglichenen Bildung wichtiger Metaboliten wie der Neurotransmitter. Je größer dagegen der Anteil der »schlechten« Bakterien ausfällt, also je ungünstiger die Zusammensetzung des Mikrobioms ist, desto unangenehmer kann es für mich werden und desto schlechter geht es mir.**

Natürlich unterstützen dich die Mikroben auch bei der Verdauung. Alle wichtigen Nahrungselemente, die dein Darm nicht aufknacken kann, spalten die Bakterien für dich auf. Hier sind unter anderem die Ballaststoffe und komplexen Kohlenhydrate zu nennen. Auf diese Weise versorgen die Darmbakterien auch den Darm mit Energie und unterstützen beim Abbau von Giftstoffen. Zudem trainieren sie die körpereigenen Immunzellen und bereiten sie auf ihre Aufgaben außerhalb des Darms vor. Übrigens: Dein Mikrobiom ist so individuell wie dein Fingerabdruck. Jeder Mensch hat nur 10 Prozent davon mit anderen gemeinsam. Trotzdem können unterschiedliche Kombinationen ähnliche Stoffwechselsubstanzen produzieren.

WIE DAS MIKROBIOM ENTSTEHT

Das Mikrobiom ist erst im dritten Lebensjahr vollständig ausgebildet, entwickelt sich also parallel zum Gehirn. Für die Forschung ist dies von erheblicher Bedeutung, da dies ein recht

großes Zeitfenster für die Entstehung von Störungen ist.
Fast 60 Prozent des Mikrobioms eines Neugeborenen stammen von der Mutter. Wenn Kinder auf natürlichem Weg zur Welt kommen, werden sie, nachdem sie sich durch den Geburtskanal gekämpft haben, zunächst mit der Scheidenflora der Mutter konfrontiert. Sowohl im Geburtskanal als auch in der Scheidenflora wimmelt es nur so von wichtigen Bakterien, die den Darm des Kindes besiedeln und ein erster Immunbooster zum Schutz vor den Gefahren der Außenwelt sind. Den zweiten bekommt es über die Muttermilch.
Mittlerweile weiß man, dass sich ein mögliches Defizit des Mikrobioms, das infolge eines Kaiserschnitts entsteht, durch Stillen und Kuscheln kompensieren lässt. Trotzdem unterscheidet sich die Besiedlung des Mikrobioms der Kaiserschnittkinder von dem der Kinder, die auf natürliche Weise zur Welt gekommen sind. Bei natürlich entbundenen Babys stammen die Bakterien eher aus dem Vaginal- und Darmtrakt der Mutter, bei Kaiserschnittkindern eher aus der Muttermilch.
Vorgeburtlicher Stress kann die Scheidenflora der Mutter verändern und das hat auch Auswirkungen auf das Mikrobiom des Kindes. Aus Studien mit Affen weiß man beispielsweise, dass das Mikrobiom von Neugeborenen, deren Mütter vor der Geburt sehr gestresst waren, weniger reichhaltig ausfiel. Sie hatten deutlich weniger Laktobazillen und Bifidobakterien im Darm. Doch gerade sie sind ein wichtiger Bestandteil des Säuglingsmikrobioms, denn sie produzieren GABA, was das zentrale Nervensystem beruhigt. Der geringere Anteil an Laktobazillen und Bifidobakterien hatte schwerwiegende Folgen und führte zu Veränderungen in jenen Bereichen des Gehirns, die Emotionen und Stress regulieren.

Spannend ist, dass sich das Mikrobiom der Ernährung anpasst. Dies war im Laufe der menschlichen Entwicklung essenziell. Einerseits ist es bis heute für die Umstellung von der Muttermilch auf feste Nahrung bedeutsam. Andererseits sollten die Darmbakterien zu Zeiten, als es keinen Kühlschrank gab und das Nahrungsangebot jeden Tag anders war, möglichst viel aus dem Verzehrten herausholen. Bakterien wie die *Firmicutes* sind bis heute in der Lage, Extrakalorien zu gewinnen. Im Laufe des Lebens verändert sich daher die Zusammensetzung der Darmbakterien. Während das Mikrobiom Erwachsener viele verschiedene Bakterien und ein gutes Verhältnis von *Bacteroidetes* zu *Firmicutes* aufweist, dominieren bei Älteren die *Firmicutes*. Auch die Vielfalt nimmt im Alter rasant ab. Fehlen bestimmte Bakterien, können weitere Mikroben ihre Aufgaben nicht erfüllen.

Das Mikrobiom im Laufe des Lebens

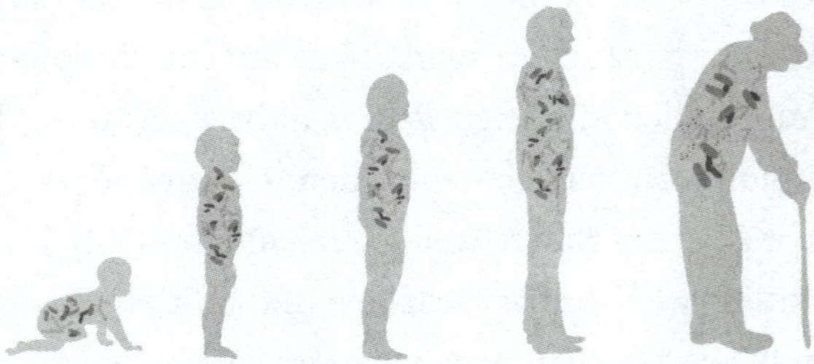

Es gibt mehrere Lebensabschnitte, die durch entscheidende Struktur- und Funktionsveränderungen gekennzeichnet sind. So entstehen immer wieder kritische Zeitfenster, in denen Stress die normale Funktion der Darm-Hirn-Achse stören kann.

DAS EMPATHISCHE MIKROBIOM

Solltest du das Gefühl haben, dass dir niemand zuhört, möchte ich dir sagen: Deine Darmbakterien sind für dich da! Sie hören immer zu und haben Zugang zu allen Neuigkeiten im Körperinneren. Sie kennen auch deinen emotionalen Zustand und deinen Stresslevel. Sie können die Produktion ihrer Stoffwechselprodukte an deine und natürlich ihre eigenen Bedürfnisse anpassen, um dich bei der Verdauung zu unterstützen und die optimalen Lebensbedingungen für sich zu schaffen.

Aber die Darmbakterien hören nicht nur zu, sie tauschen sich auch aus. So entsteht ein intensiver Dialog zwischen Mikroben, Darm, enterischem Nervensystem und Gehirn, denn sie sprechen die gleiche Sprache wie Darm und Organe. Welche Neuigkeiten ausgetauscht werden, bestimmt vor allem der Zustand von Darmschleimhaut und Darmwand. Die Qualität des Dialogs hängt davon ab, wie dick die Darmschleimhaut oder wie durchlässig die Darmwand ist. Stress, Entzündungen und falsche Ernährung können sie verändern und durchlässiger machen (siehe Seite 75). Verändert sich die Qualität des Informationsaustauschs, kann die Gefühlswelt durcheinandergeraten.

Vor einigen Jahren entdeckten Wissenschaftler: Menschen, die an Übergewicht, Mangelernährung, chronischen Darmproblemen und psychischen Erkrankungen leiden, haben ein verändertes Mikrobiom. Man begann, der Sache auf den Grund zu gehen, denn man hatte erkannt: Wenn im Körper etwas aus dem Ruder läuft, ist meist auch das Darmmikrobiom betroffen.

Wie lassen sich diese Zusammenhänge untersuchen? Mithilfe von keimfreien Mäusen (siehe Seite 41)! Wissenschaftler verabreichten ihnen Bakterien aus den Därmen von Übergewichtigen und Diabetikern und bald wurden die Tiere übergewichtig oder

bekamen ebenfalls Probleme mit dem Zuckerstoffwechsel.
Diese Studien zeigten, dass Krankheiten nicht nur die Zusammensetzung der Darmbakterien verändern können, sondern dass die Zusammensetzung des Mikrobioms umgekehrt auch Erkrankungen verursachen kann.
Noch vor den ersten Experimenten mit Mäusen ohne Mikrobiom stellte man übrigens schwere Verhaltensstörungen bei ihnen fest – ein weiteres Indiz für die Bedeutung der Mikroben. Diese Beobachtung gab den Startschuss zur Erforschung der Zusammenhänge zwischen Mikroben und Gefühlen, der Mikroben-Gefühlsforschung. Schnell stellte man fest, dass durch das Füttern mit verschiedenen Bakterienmischungen die Störungen teils völlig behoben werden konnten. Dies warf die Frage auf, was im Körper passiert, wenn sich das Mikrobiom verändert. Oder: Wie beeinflussen die Mikroben die Gefühle?
Weitere Mäuseexperimente konnten diese Frage beantworten. Überraschenderweise erhöhte das Füttern mit *Lactobacillus acidophilus* und *Bifidobakterium longum* die Serotoninproduktion. Dies legt nahe, dass Mikroben die Serotoninproduktion beeinflussen und mehr Serotonin verfügbar machen können.
Auch Folgen von Antibiotikatherapien ließen sich beobachten. Antibiotika wurden entwickelt, um bakterielle Erkrankungen zu bekämpfen. Ein großer Nachteil der Behandlung ist, dass sie auch die Bakterien in unserem Darm angreift und die Zusammensetzung unseres Mikrobioms verändert. Bei Untersuchungen mit Menschen zeigte sich, dass sich bei manchen der emotionale Zustand nach der Einnahme eines Antibiotikums verschlechterte. Viele leiden dann auch an hartnäckigen Verstopfungen oder unangenehmen Durchfällen. Aber meist verschwinden diese Nebenwirkungen nach einiger Zeit.

In Experimenten mit Mäusen zeigte sich zudem, dass Antibiotika die Tiere weniger furchtsam machten. Woran konnte das liegen? Da unter anderem Laktobazillen und Bifidobakterien den Neurotransmitter GABA bilden, rückte er ins Visier der Wissenschaftler. GABA beruhigt aktive Nerven im zentralen Nervensystem. Hohe GABA-Werte im Körper verbessern die Konzentration, zu niedrige Werte verursachen Angstzustände. Offenbar führte die Antibiotikaeinnahme kurzfristig zu einer veränderten GABA-Produktion im Darm, was über den Vagusnerv oder das Blut auf die GABA-Rezeptoren im Gehirn wirkte. Die Experimente mit Mäusen gaben zwar Hinweise auf einen möglichen Zusammenhang zwischen den Darmbakterien und der Gefühlswahrnehmung. Sie sind jedoch noch keine Bestätigung für die Wirkung beim Menschen. Daher folgten ähnliche Studien mit menschlichen Probanden, welche die Erkenntnisse aus den Mäuseexperimenten bestätigen konnten.

Bakterien, die in klinischen Studien psychische Symptome linderten

Bakteriengattung	Symptom
Lactobacillus reuteri	Depressionen, Angst- und Schlafstörungen
Lactobacillus helveticus	Depressionen
Lactobacillus plantarum	Depressionen, Angst- und Schlafstörungen, Fatigue
Bifidobacterium adolescentis	Depressionen, Angst- und Schlafstörungen
Bifidobacterium longum	Depressionen, Schlafstörungen
Bifidobacterium breve	Depressionen, Magen-Darm-Beschwerden

Die Mäuseexperimente deckten auch noch einen weiteren wichtigen Zusammenhang auf: Mäuse, die Stuhltransplantationen von Menschen mit psychischen Erkrankungen wie Depressionen oder Angststörungen erhalten hatten, entwickelten die gleichen Symptome wie ihre Spender. Dies ist als weiteres Indiz dafür zu werten, dass die Zusammensetzung des Mikrobioms ein entscheidender Faktor für die psychische Gesundheit ist. Umgekehrt untersuchten Studien auch den Einfluss sogenannter Probiotika auf die Symptome von Depressionen oder Angststörungen. Probiotika sind lebende Bakterien – also »Bakteriencocktails«, die den Darm unterstützen können. Fast in allen diesen Studien war eine Symptombesserung festzustellen. Bakterien bergen also ein enormes Potenzial für die Therapie von psychischen Erkrankungen.

Allerdings möchte ich an dieser Stelle noch einmal darauf hinweisen, dass die Mikroben-Gefühlsforschung noch sehr jung und die Zahl der Studien im Vergleich zu anderen Forschungsgebieten noch sehr klein ist. Obwohl die Darmbakterien ihren Anteil an der Entstehung deiner Gefühle haben, ist es keinesfalls empfehlenswert, psychische Symptome ausschließlich mit Probiotika zu behandeln. Außerdem sind deine Ernährungsgewohnheiten ein viel wichtigerer Faktor für ein intaktes Mikrobiom als Pulver oder Kapseln mit Probiotika!

Übrigens: Der Einfluss der Mikroben endet längst nicht bei deinen Gefühlen. Sie verändern auch die Reaktionsbereitschaft der Stressschaltkreise in deinem Körper. Dies beruht auf Gegenseitigkeit. Wenn du also häufig gestresst bist und dein Körper zu oft Cortisol und Adrenalin ausschüttet, können die Mikroben ihr Verhalten verändern und damit für Chaos im Körper sorgen (siehe Seite 71–78) – mit unangenehmen Folgen!

WISSEN TO GO **Es ist zu erwarten, dass die gezielte Beeinflussung der Darm-Hirn-Achse durch den Einsatz sogenannter »Psychobiotika« den Weg für die Entwicklung neuer Therapien ebnen wird. Psychobiotika sind Probiotika – Bakteriencocktails – mit der Aufgabe, die Produktion der stressregulierenden Neurotransmitter zu verändern und dadurch die Psyche zu stärken. Doch bis man solche Mischungen in der Apotheke kaufen kann, wird es noch dauern. Die Forschung steht noch ganz am Anfang.**

WEITERE WOHLFÜHLORGANE

Wenn du deine Psyche stärken willst, musst du verstehen, dass sowohl die Sensoren im Körperinneren als auch die Sinnesorgane wie Augen und Ohren, mit deren Hilfe du dir ein Bild von deiner Umwelt machst, einen enormen Einfluss haben. Grundsätzlich solltest du dich beim Thema des psychischen Wohlbefindens von dem Gedanken verabschieden, dass nur die Körperteile Probleme verursachen können, die anatomisch in enger Verbindung mit der Psyche stehen. Dies ist ein häufiger Denkfehler, weshalb manche »Wohlfühlorgane« unberücksichtigt bleiben. Obwohl die Darm-Hirn-Achse den Darm in eine Sonderstellung bringt, ist er nicht das einzige Organ mit Auswirkungen auf dein Wohlbefinden.

SCHILDDRÜSENPOWER

Bei den weiteren Wohlfühlorganen ist an erster Stelle die Schilddrüse zu nennen. Ihr kommt bei der psychischen Gesundheit eine äußerst wichtige Rolle zu, weil sie deinen

Stoffwechsel am Laufen hält. Dazu produziert sie wichtige Hormone. Die Anweisung, wie viel sie davon ausschütten soll, erhält sie vom Gehirn, genauer gesagt vom Hypothalamus (siehe Seite 25). Deine Schilddrüsenhormone sind an der Energiegewinnung beteiligt und ohne sie können die Nährstoffe aus der Nahrung nicht in Energie umgewandelt werden. Wenn also nicht genügend Schilddrüsenhormone im Umlauf sind, kann dein Körper auch nicht genügend Energie aus der Nahrung beziehen. Doch gerade das Gehirn hat einen sehr hohen Energiebedarf und insgesamt 18 Prozent der gesamten Energie, die der Körper verbraucht, entfallen auf dieses Organ. Daher wirkt sich ein zu geringes Energieniveau nachteilig auf die Wahrnehmung und die psychische Gesundheit aus.
Die Schilddrüse kontrolliert nicht nur die Energiegewinnung aus der Nahrung, sie steuert den gesamten Stoffwechsel – auch den Hirnstoffwechsel einschließlich der Signalübertragung zwischen den Nervenzellen und der Herstellung der Neurotransmitter. Deshalb gilt: Je aktiver und gesünder deine Schilddrüse, desto besser laufen dein Stoffwechsel, die Herstellung aller nötigen Botenstoffe und die Versorgung aller Zellen mit Energie. Ein wichtiges Argument, weshalb du deine Schilddrüsengesundheit immer im Blick haben solltest!

DEIN DRAHT ZUR AUSSENWELT

Sowohl deine Augen als auch deine Ohren sind eng mit deiner Psyche verbunden. Sie stellen deinen Zugang zur Außenwelt dar und sind ein wichtiger Aspekt bei der Entstehung deiner Gefühle. Wer nicht gut sieht oder hört, kann Situationen schlechter bewerten. Dies hat Auswirkungen auf die Angstreaktion und kann sich so auch auf die Psyche niederschlagen.

DAS SAGT DIE PSYCHE

Was war das eben? Hast du das auch gehört? Siehst du das? Augen und Ohren liefern mir im Sekundentakt neue Informationen. Mein Zustand hängt davon ab, wie gut die Neuigkeiten über die äußeren Umstände gerade sind. Wenn ich ein Geräusch nicht richtig einordnen kann, weil du kein Bild dazu hast, habe ich vorsichtshalber erst einmal Angst und versetze dich in Alarmbereitschaft, damit du im Ernstfall vorbereitet bist. Das wiederum hat Einfluss auf deine Sinnesorgane, denn wenn ich mir Sorgen mache oder Angst habe, werden deine Sinne geschärft. Du reagierst dann viel empfindlicher auf Geräusche oder Bewegungen.

Das instinktive Bedürfnis, sich »erst einmal ein Bild machen« zu wollen, sorgt dafür, dass du dir den bestmöglichen Eindruck von deiner Situation verschaffst. Dabei sind Augen, Ohren und Gehirn ein perfekt eingespieltes Team. Je nach Situation und nach deiner Bewertung dieser Situation erfolgt die Anpassung des Körpers. Sehstörungen und Ohrgeräusche wie Tinnitus gehören übrigens zu den häufigsten Stresssymptomen.

DIE WICHTIGE ROLLE DER GESCHLECHTSORGANE

Der weibliche Zyklus ist ein ziemliches Auf und Ab. Zu Beginn steigt der Östrogenspiegel stetig an, bis er seinen Höhepunkt erreicht und der Eisprung stattfindet. Kurz danach ist der Östrogenspiegel auf dem Sinkflug, dafür steigt der Progesteronspiegel einige Tage lang an, um dann ebenfalls wieder abzusinken.

Während der Periode haben die beiden Hormone ihren Tiefstand erreicht, bis nach ein paar Tagen alles wieder von vorn losgeht – durchschnittlich 500-mal im Leben einer Frau.
Auch wenn es auf den ersten Blick etwas übertrieben wirkt, hat das ganze Auf und Ab einen wichtigen Grund: Es soll den Körper auf eine mögliche Schwangerschaft vorbereiten. Aber was hat das jetzt mit der Psyche zu tun? Hormone sind in der Lage, die Blut-Hirn-Schranke zu überwinden. Das heißt, die beiden von den Eierstöcken produzierten Hormone Östrogen und Progesteron gelangen über den Blutkreislauf ins Gehirn, wo sie die Wahrnehmung verändern. Das Gleiche gilt für das männliche Sexualhormon Testosteron.
Bei Frauen sind die hormonellen Auswirkungen zyklusbedingt stärker als bei Männern. In der ersten Zyklushälfte dominiert Östrogen, was meist von Wohlbefinden begleitet ist. Dies ist darauf zurückzuführen, dass Östrogen die Serotoninproduktion im Körper beeinflusst. Leider bewirkt das Hormon Progesteron das Gegenteil. Wenn es in der zweiten Zyklushälfte seinen Höhepunkt erreicht, nehmen viele Frauen das Erlebte negativer wahr. Dies lässt sich vor allem darauf zurückführen, dass in der zweiten Zyklushälfte der Östrogenspiegel und parallel dazu auch der Serotoninspiegel sinkt.
Wenn man bedenkt, dass die Geschlechtshormone zur menschlichen Fortpflanzungsstrategie gehören, ist ihr Einfluss auf die Psyche nicht verwunderlich, denn sie kontrollieren das Sexualverhalten. Genau wie die weiblichen Geschlechtshormone hat deshalb auch das Testosteron einen Effekt auf das emotionale Befinden. Es wird überwiegend in den Hoden produziert. Zu niedrige Testosteronspiegel gehen mit negativen Gefühlen, zu hohe mit aggressivem Verhalten einher.

Der weibliche Zyklus und die Psyche

Am Anfang eines Zyklus, wenn die Periode einsetzt, sind die weiblichen Geschlechtshormone auf ihrem niedrigsten Level. Daher ist diese Phase oft von schlechter Laune und negativen Gefühlen wie Traurigkeit geprägt. Während der Follikelphase steigt die Hormonproduktion wieder an. Jetzt dominiert vor allem Östrogen, was die Serotoninproduktion positiv beeinflusst und das Wohlbefinden erhöht. Stimmungs- und Östrogenhöhepunkt ist während des Eisprungs. In der letzten Zyklusphase, der Lutealphase, sinkt die Östrogenproduktion drastisch ab, während die Progesteronproduktion ihren Höhepunkt erreicht. Allerdings bewirkt Progesteron, dass sich die Stimmung vieler Frauen verschlechtert und manchmal sogar sehr stark schwankt.

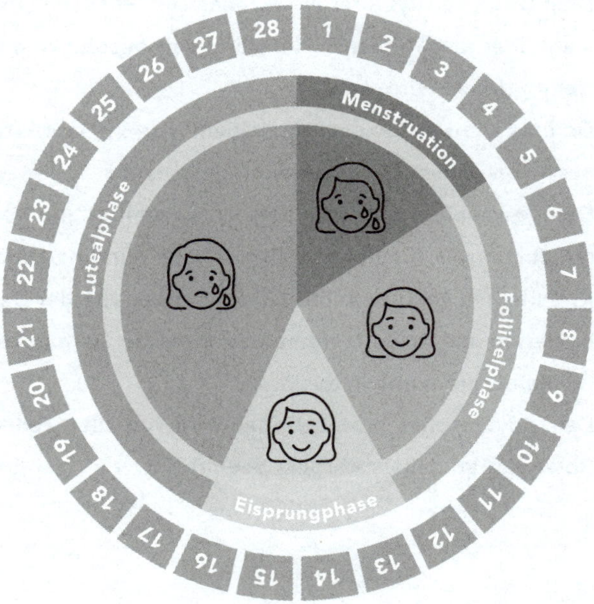

Im Übrigen produzieren Männer auch geringe Mengen weiblicher Geschlechtshormone. Dies geschieht in Hoden und Nebennieren, die ebenfalls Hormondrüsen sind. Umgekehrt produzieren die Eierstöcke der Frauen auch Testosteron.

AUF DEN PUNKT GEBRACHT

→ Das Gehirn ist der Sitz deiner Psyche.
→ Deine Nervenzellen kommunizieren mithilfe von Neurotransmittern.
→ Gefühle entstehen in einer ganzen Reihe gut miteinander vernetzter Hirnareale und sind das Ergebnis der Bewertung von Körperinnerem und Außenwelt.
→ Nicht nur dein Gehirn, auch dein Darm bewertet die Außenwelt – in Form der aufgenommenen Nahrung.
→ Dein Darm verfügt über ein eigenes Nervensystem und steht über den Vagusnerv im ständigen Austausch mit dem Gehirn (Darm-Hirn-Achse).
→ Gefühle werden sowohl von deinem Magen-Darm-Trakt als auch von deinen Darmbakterien gespiegelt.
→ Dein Mikrobiom produziert Neurotransmitter und Vorläufersubstanzen, die dann im Gehirn ihre Wirkung entfalten.
→ Krankheiten verändern die Zusammensetzung der Darmbakterien und manche Kombinationen von Darmbakterien können Erkrankungen auslösen.
→ Dein psychisches Wohlbefinden wird von allen Zellen und Botenstoffen deines Körpers beeinflusst.

Was die Psyche aus dem Gleichgewicht bringt

Deine Psyche wird stark von deiner Darm-Hirn-Achse beeinflusst. Wenn dein Mikrobiom reich an »guten« Darmbakterien ist, geht es auch deiner Psyche gut. Was aber, wenn diese enge Verbindung aus den Fugen gerät? Welche Folgen hat das für deine Psyche? In diesem Zusammenhang spielt vor allem der Stress eine wichtige Rolle.

STRESS – DER UNSICHTBARE FEIND

Um beantworten zu können, was passiert, wenn die Darm-Hirn-Achse aus dem Gleichgewicht gerät, und was das mit deiner Psyche anstellen kann, sollten wir zunächst einmal klären, was Stress eigentlich ist. Laut Definition versteht man unter Stress eine Beanspruchung des Körpers durch innere oder äußere Reize. Diese Reize werden als Stressoren bezeichnet und stören das innere Gleichgewicht. Was ist die Folge? Der Sympathikus wird aktiviert und der Körper schaltet in den Überlebensmodus. Daraufhin kommt es zu einer Anpassungsreaktion des Körpers. Stress ist also eine Abweichung von den normalen körperlichen Vorgängen.

Um die Entstehung von Stress besser begreifen zu können, möchte ich dir das Stressmodell des US-Psychologen Richard Lazarus präsentieren. Du weißt bereits, dass deine Gefühle ein

wichtiger Faktor bei der Bewertung von Reizen sind, um die richtigen Körperreaktionen einzuleiten (siehe Seite 27–36).
Dem Modell von Lazarus zufolge besteht das Bewertungssystem aber nicht nur aus der Einschätzung der Situation (primäre Bewertung), sondern auch aus der Einschätzung der eigenen Ressourcen (sekundäre Bewertung). Kommst du bei deiner Bewertung zu dem Ergebnis, dass die eigenen Ressourcen nicht ausreichen, entsteht Stress.
Wie Lazarus verbinden die meisten Menschen mit dem Begriff Stress nur äußere Faktoren wie Reizüberflutung, Zeit- und Leistungsdruck. Um sie zu bewältigen, gibt es zwei Möglichkeiten:

- Du veränderst die Situation selbst (problemorientierter Ansatz). Das ist allerdings oft nicht möglich, da du dich nicht jeder Situation einfach so entziehen kannst.
- Du änderst deine Einstellung zur Situation (emotionsorientierter Ansatz). Du versuchst, das Positive daran zu sehen, und ziehst den größtmöglichen Nutzen daraus.

Beide Strategien sind wichtig, um auf lange Sicht besser mit den Gegebenheiten umgehen zu können. Sie beziehen sich aber nur auf Stress außerhalb des Körpers. Vielleicht ahnst du schon, worauf ich hinauswill? Die Stressmedaille hat noch eine zweite Seite: Eine Art von Stress, die ebenso große Auswirkungen hat, ist der innere Stress – ausgelöst von Entzündungen, Verletzungen, Bakterien oder falscher Ernährung. Innerer Stress lässt sich eigentlich besser vermeiden und wird vom Gehirn ebenso als Belastung wahrgenommen wie äußerer Stress. Im Gegensatz dazu ist er unsichtbar. Aber auch dieser unsichtbare Feind kann deine Psyche krank machen.

POSITIVER ODER NEGATIVER STRESS?

Man unterscheidet nicht nur inneren und äußeren, sondern auch positiven und negativen Stress. Das ist wichtig zu verstehen, weil es keine stressfreie Welt gibt und nicht jede Belastung schlecht ist. Die Unterscheidung erfolgt in der Regel danach, wie schnell die stressbedingte Anspannung wieder nachlässt. Von positivem Stress (Eustress) spricht man dann, wenn die Anspannung über einen begrenzten Zeitraum anhält und von Euphorie oder einem positiven Gefühl der Erleichterung abgelöst wird. Eustress tritt also in Situationen auf, die zwar eine Herausforderung darstellen, aber trotzdem als lösbar empfunden werden. Vielleicht nimmst du solche Situationen auch gar nicht als Stress wahr. Das ist von Mensch zu Mensch verschieden. Sensiblere Menschen können auch solche Situationen als belastend empfinden. Grundsätzlich stärkt akuter Stress wie Eustress die Leistungsfähigkeit des Körpers. Trotzdem sollten sich die akuten Stressphasen nicht häufen, denn dann können sie auch Schaden anrichten.

DAS SAGT DIE PSYCHE

Traumatische Erlebnisse oder Schicksalsschläge und anhaltender Leistungsdruck können sehr belastend für mich sein, wenn ich nicht weiß, wie ich damit umgehen soll. Wenn du merkst, dass du in eine Situation gerätst, in der du nicht mehr weiterweißt, dann hole dir bitte schnell Hilfe! Wenn du zu lange wartest, dauert es viel länger, bis ich mich vom Stress wieder erholt habe.

Im Hinblick auf die Verdauung kann akuter Stress die Darmgesundheit sogar kurzfristig verbessern. Hinter der Reaktion des Magens, bei Stress mehr Säure zu produzieren, verbirgt sich etwa die Absicht, die in Lebensmitteln enthaltenden Bakterien zu töten. Auch die vermehrte Flüssigkeitsproduktion, die zu Durchfall führen kann, soll vor Eindringlingen schützen.
Die Art von Stress, die dich krank machen kann, ist der negative Stress (Distress). Kennzeichnend ist ein Gefühl von Überforderung und Angst. Distress ist anhaltender Stress ohne das Gefühl der Erleichterung. Gefährlich ist Distress, wenn er chronisch wird und der Körper ständig Stresshormone ausschüttet.

DIE NEBENNIEREN – EINE IMPULSIVE HORMONDRÜSE

Kommen wir noch einmal auf das Bewertungssystem von Lazarus zurück (siehe Seite 63–64), das sich auf äußere Reize bezieht. Sowohl das Ergebnis der ersten Bewertung eines Reizes als »gefährlich« als auch die zweite Bewertung, dass nicht genügend Ressourcen zu seiner Bewältigung zur Verfügung stehen, aktivieren die Nebennieren. Glücklicherweise gibt es viele Situationen, in denen die eigenen Ressourcen ausreichen, sodass die Nebennieren nicht allzu lange beansprucht werden.
Die Nebennieren sind im Gegensatz zu anderen Hormondrüsen wie der Schilddrüse, den Eierstöcken oder den Hoden eher unbekannt. Dabei sind sie ein wichtiger Bestandteil der Überlebensstrategie des Körpers. Es handelt sich um eine paarige Hormondrüse, die wie eine Zipfelmütze auf den Nieren sitzt und in engem Austausch mit dem Bewertungssystem deines Gehirns und deiner Psyche steht.

DAS SAGT DIE PSYCHE **Wie oft ich zu dem Urteil komme, dass die Ressourcen nicht ausreichen, hängt auch davon ab, wie viel ich mir zutraue (also was du schon durchmachen musstest oder gemeistert hast) und wie gesund ich bin. Dabei spielt der innere Stress eine entscheidende Rolle. Wenn ich mit viel innerem Stress zu kämpfen habe, kann es sein, dass ich sensibler bin. Deshalb ist es wichtig, dass du deinen Körper von innen stärkst.**

ZWEI STRESSSYSTEME

Parallel zur Bewertung der äußeren Reize verfügt dein Körper auch über zwei Stresssysteme, die sich gegenseitig verstärken. Das schnelle System nutzt den Weg über das vegetative Nervensystem und den Sympathikus ins Nebennierenmark. Es reagiert sofort, wenn in der Amygdala, dem Angstzentrum des Gehirns, die Alarmglocken schrillen. Die Nervenzellen des Sympathikus feuern innerhalb von Millisekunden Signale und aktivieren die Ausschüttung der Hormone Adrenalin und Noradrenalin. Sie wirken sowohl als Neurotransmitter im Nervensystem als auch als Hormone auf die Rezeptoren der Zellen. Auf ihre Ausschüttung folgen körperliche Anpassungsreaktionen (siehe Seite 63). Das zweite System verursacht die Ausschüttung von Cortisol. Es wird in der Nebennierenrinde, dem äußersten Bereich der Nebenniere, produziert. Der Höhepunkt der Cortisolausschüttung ist ungefähr 20 Minuten nach dem Auftreten eines Stressors erreicht. Dieser zweite Weg wird Hypothalamus-Hypophysen-Nebennierenrinden-Achse oder »Stressachse« genannt.

Die zwei Stresssysteme

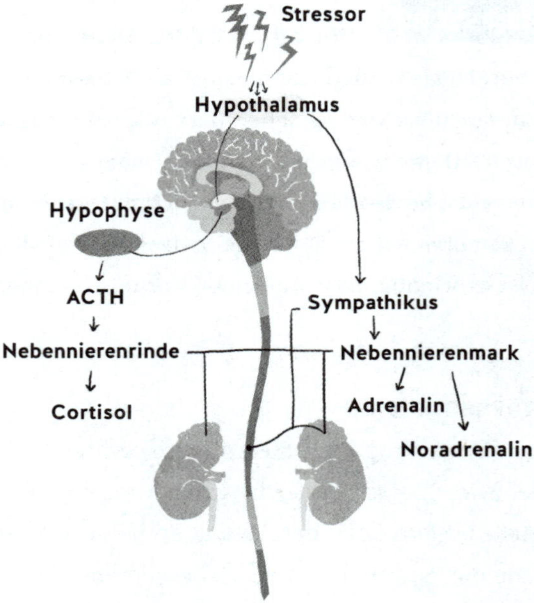

DIE STRESSACHSE

Im Gegensatz zum schnellen System, das über die sympathischen Fasern aktiviert wird, wird die Stressachse über die Drei-Schritt-Hormonfreisetzung angeknipst (siehe Seite 24–26). Der Weg verläuft vom Hypothalamus zur Hypophyse, die das adrenocorticotrope Hormon (ACTH) ausschüttet. Es gelangt über die Blutbahn zu den Nebennieren, wo es an den Rezeptoren andockt und die Ausschüttung des Hormons Cortisol veranlasst. Ganz schön viele Schritte, die in kürzester Zeit funktionieren müssen, bis es zur eigentlichen Hormonausschüttung kommt! Das freigesetzte Cortisol erreicht die Rezeptoren verschiedener Körperzellen zum Beispiel im Gehirn, in der Magenschleimhaut, den Fettzellen oder Teilen des Immunsystems, die dann erst einmal blockiert sind. Vielleicht erinnerst du dich daran, dass der Darm 70 bis 80 Prozent des Immunsystems beherbergt? Dieses Immunsystem ist nun unterdrückt und kann nicht mehr gegen Bakterien, Viren oder andere feindliche Substanzen vorgehen, was Schäden im gesamten Körper zur Folge haben kann. Darüber hinaus kann Cortisol die Empfindlichkeit anderer Hormonrezeptoren verändern. So kann es die Wirkung von Adrenalin verstärken und seine Produktion ankurbeln (permissiver Effekt).

Die Wirkung von Cortisol beschränkt sich allerdings nicht auf Herz-Kreislauf-System, Nervensystem, Immunsystem und Stoffwechsel. Es wirkt auch auf Funktionen des Darms, etwa seine Beweglichkeit, denn es zählt zu den Glukokortikoiden. Ihr Name kommt daher, dass diese Substanzen in der Lage sind, den Blutzuckerspiegel zu erhöhen und Energie bereitzustellen, um den Körper leistungsbereit zu machen. Damit genügend Energie verfügbar ist, wird vor allem dem Darm kurzfristig Energie entzogen, sodass er seiner Arbeit nicht mehr nachkommen kann. Der Darm verfügt übrigens nicht nur über ein eigenes Nervensystem, sondern produziert im unteren Teil des Dünndarms (Ileum) auch selbst Cortisol. Ein gestörtes Mikrobiom, also eine Dysbiose der Darmbakterien, kann zu einer ständigen Überproduktion von Cortisol im Darm führen.

Das Biofeedback sorgt dafür, dass die Stressachse richtig funktioniert. Wenn das ausgeschüttete Cortisol die Rezeptoren im Gehirn erreicht, bewirkt dies einerseits eine verstärkte Reizwahrnehmung, andererseits einen Stopp der Hormonproduktion. Dies soll vor einer schädlichen Überproduktion schützen.

WENN DER STRESS ÜBERHANDNIMMT

Grundsätzlich ist die Anpassung der Körperfunktionen infolge der Hormonausschüttung kein Grund zur Sorge. Jede Art von Stress kann diese Reaktion auslösen. Wenn dieser Zustand nur kurz anhält, schadet er deinem Körper nicht.

Was aber, wenn du ständig unter Stress stehst? Wenn der Stress chronisch ist? Psychische Erkrankungen sind fast immer die Folge von Stress (siehe Seite 84–100). Da sich negativer Stress nicht nur auf die Psyche und das Gehirn, sondern auch auf andere Teile des Körpers auswirkt, zieht er verschiedene Körperfunktionen in Mitleidenschaft:

- Durch einen dauerhaft erhöhten Blutzuckerspiegel werden Nervenzellen im Hippocampus zerstört, der für die Emotionsregulation wichtig ist.
- Die Resistenz der Magenschleimhaut gegen die Magensäure nimmt ab.
- Die pulsbeschleunigende Wirkung von Adrenalin und Noradrenalin wird noch weiter verstärkt.
- Der bereits durch die Ausschüttung von Adrenalin und Noradrenalin erhöhte Blutdruck steigt weiter an.
- Das Immunsystem wird dauerhaft unterdrückt, die Immunzellproduktion sinkt.
- Die Zusammensetzung des Mikrobioms verändert sich.
- Der Immunschutz im Darm nimmt ab und die Darmwand wird durchlässiger.

Damit spielt Stress auch eine bedeutende Rolle bei der Entstehung und dem Fortbestand zahlreicher Erkrankungen wie Herzkrankheiten, Bluthochdruck und Magengeschwüren.

DAS SAGT DIE PSYCHE **Cortisol verändert meine Emotionen. Wenn ich Angst habe, kann das die Gedächtnis- und Lernprozesse im Gehirn beeinträchtigen. Wenn du zu lange unter Stress stehst und deine Nebennieren permanent Cortisol ausschütten, kann meine Angst auch chronisch werden. Dann kann ich sogar Depressionen bekommen.**

Dauerhafter Distress macht also krank. Leider lässt er sich nicht ganz vermeiden, da wir die Ursachen häufig nicht ändern können. Dazu zählen unter anderem Stressoren wie Leistungsdruck oder Schicksalsschläge. Es gibt auch weitere Faktoren wie virale oder bakterielle Infekte, die für Körper und Psyche Dauerstress bedeuten, denn eine Infektion kann bis zu zehn Tage dauern. Sogar die Ernährung kann Distress erzeugen, denn manche Nahrungsmittel können die beiden Stresssysteme des Körpers aktivieren oder Entzündungen hervorrufen. Auch zu wenig Schlaf und Bewegung, ständiges Multitasking oder pausenloses Arbeiten können die Ausschüttung von Stresshormonen veranlassen. Da ist es gut, dass du einige dieser Stressoren selbst bekämpfen und ihre Auswirkungen beseitigen kannst.

VERÄNDERUNGEN DER DARM-HIRN-ACHSE

Es gibt kein Organ, das durch Stress mehr belastet wird, als dein Darm. Ich weiß, das ist eine mutige Behauptung, schließlich integriert, bewertet und speichert das Gehirn alle Nachrichten

aus der Umwelt und dem Körperinneren. Hier kommt die enge Beziehung zwischen Gehirn und Darm ins Spiel: Sie sorgt dafür, dass er jede Bewertung des Gehirns einschließlich der begleitenden Emotionen mitbekommt und die Anpassungsreaktionen klaglos umsetzen muss. Darüber hinaus nimmt er die Situation auch selbst unter die Lupe, denn er kommt ständig mit der Außenwelt in Form von Lebensmitteln in Berührung. Die Blut-Hirn-Schranke schützt das Gehirn, aber obwohl der Darm über die größte Armee von Immunzellen im Körper verfügt, nutzt sie ihm nichts, wenn das Gehirn gestresst ist. Wie du oben schon gelesen hast, unterdrückt Stress das Immunsystem. Dadurch haben Krankheitserreger freie Bahn und können sich im Körper ausbreiten. Außerdem borgt sich das Gehirn Energie vom Darm, der für diese Zeit im Sparmodus läuft – mehr als die meisten anderen Organe.
Fazit: Unter Stress ist der Darm der Außenwelt ausgeliefert! Wenn du dich dann noch schlecht ernährst, belastest du deinen Körper umso mehr, sodass zusätzlicher innerer Stress entsteht. Nicht jede Art von körperlichem Stress nimmst du bewusst als solchen wahr, deine Zellen dagegen schon.

WIE STRESS DIE DARM-HIRN-ACHSE STÖRT

Es gibt viele Hinweise darauf, dass gerade traumatische Erfahrungen in der frühen Kindheit, etwa ein gestörtes Verhältnis zur wichtigsten Bezugsperson, Spuren in der Interaktion zwischen Gehirn, Darm und Mikrobiom hinterlassen und die Entstehung psychischer Störungen oder eines Reizdarmsyndroms begünstigen. Dies beruht darauf, dass die Nervenschaltkreise in jungen Jahren noch nicht voll entwickelt sind und die Stressachse bei ihrer Entwicklung eine Schlüsselrolle spielt. Wird etwa das

Grundbedürfnis nach Nähe nicht erfüllt, entsteht Stress. Die Stressachse wird aktiv, die Stressschaltkreise passen sich an die Umwelt an und verändern sich, wenn Stress wiederholt auftritt. Die Stressachse und die Darm-Hirn-Achse sind ein Leben lang eng verbunden und beeinflussen sich gegenseitig. Das Mikrobiom wirkt einerseits wie ein Modulator auf die Stressachse. Es kann die Reaktionsbereitschaft der Stressschaltkreise verändern. Ein Ungleichgewicht der Darmbakterien, vor allem unmittelbar nach der Geburt, verändert die Entwicklung der Stressachse und hat eine defekte Stressregulation zur Folge. Bei dauerhafter Ausschüttung von Noradrenalin über die Stressachse kann sich umgekehrt auch die Zusammensetzung des Mikrobioms zugunsten ungünstiger Bakterien verschieben. Tierexperimente zeigten bei keimfreien Mäusen eine vermehrte Ausschüttung von Cortisol und eine übertriebene Reaktion auf Stress, verglichen mit Mäusen mit unversehrtem Mikrobiom. Hier konnte die Zufuhr guter Bakterien über die Nahrung die Stressschaltkreise normalisieren. Andererseits kann Stress die Zusammensetzung des Mikrobioms verändern und die Entstehung entzündlicher Prozesse im Körper fördern. Chronischer Stress reduziert zum Beispiel die Zahl der darmpflegenden Laktobazillen und begünstigt das Wachstum von *Escherichia coli.* Bislang haben wir vor allem die frühe Kindheit mit der Bildung des Mikrobioms als kritisches Zeitfenster für die Entstehung psychischer Erkrankungen betrachtet. Die Pubertät mit dem Umbau der Hirnstrukturen und der Veränderung des Hormonstatus stellt eine weitere sensible Phase dar. Auch sie geht mit einer besonderen Verletzlichkeit der Darm-Hirn-Achse einher, da die Reaktionen der Stressachse perfektioniert werden. Läuft etwas schief, kann das weitreichende Folgen haben.

Die Dreiecksbeziehung von Darm, Gehirn und Nebennieren

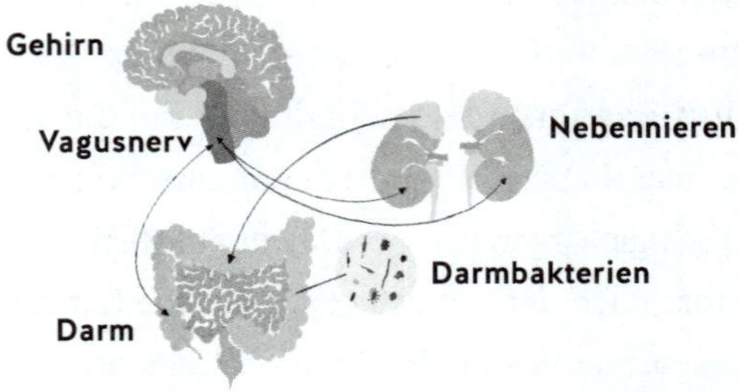

Aus Experimenten mit Mäusen ohne Mikrobiom weiß man, dass für die Ausbildung der Stressachse der Kontakt mit einigen Darmbakterien wichtig ist, damit die Biofeedbackmechanismen der Hormonausschüttung (siehe Seite 25) gut funktionieren. Das heißt, die Ausschüttung der Stresshormone wird gedrosselt, wenn genügend Hormone im Umlauf sind und die Gefahrensituation vorüber ist. Was aber passiert, wenn die Biofeedbackmechanismen nicht funktionieren und pausenlos Stresshormone ins Blut geschüttet werden?
Nun, Stress gilt als mögliche Ursache für Depressionen. Studien zu ihrer Entstehung ergaben, dass die Störung der Biofeedbackmechanismen der Stressachse ihre Ursache wahrscheinlich im Darm hat. Man hat festgestellt, dass durch Zytokine (siehe Seite 45) vermittelte Entzündungsvorgänge im Darm den Vagusnerv stimulieren. Dadurch gerät die Stressachse aus der Balance, weil die Rezeptoren im Gehirn resistent gegenüber Cortisol werden. Der Biofeedbackmechanismus funktioniert nicht mehr richtig. Es kommt zu einer ungebremsten Cortisol-

produktion und sogar -überproduktion, die den Darm noch weiter schädigt. Eine Funktionsstörung der Biofeedbackmechanismen der Stressachse scheint somit eine entscheidende Rolle bei der Entstehung von Depressionen zu spielen.

EIN DURCHLÄSSIGER DARM

Ein gesunder Darm verfügt über eine schützende Darmschleimhaut aus Darmzellen und einer Schleimschicht, die Abwehrstoffe enthält. Darauf wohnen die Mikroben. Gleich unter der Darmschleimhaut befindet sich auch noch das Immunsystem. Bei Darmentzündungen und chronischem Stress kommt es zu Veränderungen dieser Darmbarriere. Bereits der Corticotropin-Releasing-Faktor (CRF), das Vorläuferhormon von Cortisol, löst im Darm Immunreaktionen aus, die ausgerechnet den mit Bakterien am dichtesten besiedelten Dickdarm schädigen. Außerdem wird die Entwicklung der Darmzellen beeinträchtigt, sodass die Durchlässigkeit des Darms zunimmt. Die eigentlich schützende Darmschleimhaut wird infolge der Stresssignale immer dünner und durchlässiger. Diese geschwächte Darmschleimhaut wird als *leaky gut* (»löchriger Darm«) bezeichnet. Es werden auch vermehrt entzündungsfördernde Stoffe ausgeschüttet. Die darauffolgenden Entzündungsprozesse können dann das Gleichgewicht zwischen den Bakterien verschieben. Chronisch erhöhte Immunantworten und ein durchlässiger Darm können verschiedene Neurotransmittersysteme sowohl im Darm als auch im Gehirn verändern. Infolge der CRF-Ausschüttung wird etwa die Serotoninproduktion der Darmzellen angekurbelt (siehe Seite 43), was unter anderem die Bewegung im Magen-Darm-Trakt beeinflusst. Außerdem können Bakterien, die eigentlich in den Darm gehören, wegen der erhöhten

Durchlässigkeit entwischen und in den Blutkreislauf gelangen. Dort kommen sie mit dem Immunsystem in Berührung, das daraufhin Alarm schlägt. Dies heizt die Entzündungen weiter an und kann zu einer anhaltenden Immunreaktion führen, die auch als endotoxische Reaktion bezeichnet wird. In einem übermäßig durchlässigen Darm können zudem unverdaute Nahrungsbestandteile, giftige Substanzen oder Bakterien ins Blut übergehen. Die Konsequenz: weitere Entzündungen.

In Experimenten mit Mäusen konnten Veränderungen des Mikrobioms übrigens nicht nur die Durchlässigkeit des Darms, sondern auch die Durchlässigkeit der Blut-Hirn-Schranke beeinflussen. Keimfreie Mäuse etwa hatten eine viel durchlässigere Blut-Hirn-Schranke. Im schlimmsten Fall können die Darmbakterien auch noch die Blut-Hirn-Schranke überwinden und ins Gehirn gelangen. *Escherichia coli* ist zum Beispiel in der Lage, Entzündungen im Gehirn hervorzurufen. Offenbar sind die Zusammenhänge also weitreichender als bisher angenommen. Du solltest jedoch bedenken, dass in diesem Bereich noch viele Studien mit menschlichen Probanden nötig sind, um die Mechanismen genauer zu erforschen.

DAS SAGT DIE PSYCHE

Entzündungen können die Aktivität der Neurotransmitter im Gehirn beeinflussen und auf diese Weise mein Verhalten verändern. Dadurch kann ich mich viel ängstlicher oder depressiver fühlen als sonst und du kannst dann auch nicht mehr so gut schlafen.

Beginnen neurodegenerative Erkrankungen im Darm?

Wenn Nerven absterben und ihr Verlust immer weiter voranschreitet, spricht man von neurodegenerativen Erkrankungen. Zu diesen zählen die Alzheimerkrankheit, die Parkinsonkrankheit, Chorea Huntington und Multiple Sklerose. Auch wenn die Forschung auf diesem Gebiet noch am Anfang ist, zeichnen sich Zusammenhänge ab, die du bereits aus der Mikroben-Gefühlsforschung kennst: Menschen mit neurodegenerativen Erkrankungen haben ein verändertes Mikrobiom. Vor allem die Vielfalt ihrer Darmbakterien ist geringer. Dies gilt insbesondere für die Alzheimer- und die Parkinsonkrankheit.

BOOTCAMP FÜRS IMMUNSYSTEM

Interessanterweise kommt dem Immunsystem des Darms bei der Entstehung neurodegenerativer Erkrankungen eine entscheidende Rolle zu. Die Darmbakterien haben großen Einfluss, da sie es beim Training der Immunzellen unterstützen. Diese müssen lernen, Schädlinge wie Viren und Bakterien abzufangen und körpereigene Zellen zu verschonen. Wer beim Bootcamp aus der Reihe tanzt und den eigenen Körper angreift, wird aussortiert.

ENTZÜNDUNGEN SENKEN DIE NEUROPLASTIZITÄT

Manche Darmbakterien machen das Immunsystem toleranter gegenüber Schädlingen, andere stacheln es an. Gerät das Mikrobiom aus dem Gleichgewicht, verändert sich das Bootcamp der Immunzellen, was zugunsten der guten, aber auch der angriffslustigen Darmbakterien ausgehen kann. Meist dominieren Letztere. Die Mikroben können dann Entzündungen in Darm und Gehirn verursachen, was die Darmschleimhaut und die Blut-Hirn-Schranke schwächt – für die Nerven eine Katastrophe!

Die Blut-Hirn-Schranke unterliegt ohnehin einer altersbedingten Durchlässigkeit. Ein Ungleichgewicht der Darmbakterien kann diesen Prozess verstärken oder verfrüht einläuten. Es lässt sich sogar ein direkter Zusammenhang zwischen Substanzen, die von Darmbakterien gebildet werden, der Alterung des Gehirns und einer erhöhten Durchlässigkeit der Blut-Hirn-Schranke herstellen. Eine davon ist Trimethylaminoxid (TMAO), das die Neuroplastizität senkt. Wissenschaftler fanden es im Hirnwasser – der Beweis, dass es die Blut-Hirn-Schranke überwindet. Menschen mit kognitiver Beeinträchtigung durch Alzheimer haben häufiger einen erhöhten TMAO-Spiegel.

GEHIRNSCHÄDIGENDE KETTENREAKTION

Entzündungsfördernde Bakterien produzieren auch sogenannte Lipopolysaccharide (LPS), die ebenfalls an der Entstehung psychischer Erkrankungen beteiligt sind. Sie verursachen den Abbau dopaminproduzierender Nervenzellen und gelten daher als ein auslösender Faktor bei Parkinson. Es wird angenommen, dass die Hyperaktivierung des Immunsystems durch diese Stoffe zur Ablagerung von Beta-Amyloid führt, das nicht mehr abgebaut wird. Beta-Amyloid-Ablagerungen sind charakteristisch für die Alzheimerkrankheit.

FEHLKOMMUNIKATION UND IHRE FOLGEN

Cortisol macht das Gehirn empfänglicher für viele Signale des Körpers einschließlich der Neuigkeiten aus dem Darm. Das heißt, dass die Nachrichten aus dem Darm bei Stress besonders deutlich wahrgenommen werden. Die Folge ist, dass es bei einer Reihe von Menschen zu einer Fehlkommunikation innerhalb dieses Systems kommt, meist gepaart mit einer Überreaktion.

Dies ist angesichts des komplexen Messsystems im Darm eigentlich keine Überraschung. Bei diesen Menschen wird ein falscher oder unverhältnismäßig starker Alarm ausgelöst. Das heißt, dass Nahrungspartikel, die eigentlich gar keinen Schaden anrichten, plötzlich als »feindliche Eindringlinge« betrachtet werden. Wurde ein Nahrungspartikel erst einmal mit diesem Etikett versehen, wird er das nur schwer wieder los.

Wenn manche Menschen über einen längeren Zeitraum unter Stress stehen, kommt hinzu, dass das enterische Nervensystem mit einem Mal Informationen ans Gehirn weitergibt, die das Darmgehirn normalerweise für sich behält. Die Folge ist, dass die Wahrnehmungsschwelle plötzlich erheblich sinkt. Dies betrifft vor allem Menschen mit Reizdarmsyndrom (siehe Seite 109–112). Reizdarmpatienten leiden zudem überdurchschnittlich oft an Angststörungen oder Depressionen.

Eine falsche Ernährung über längere Zeiträume scheint hier ebenfalls eine Schlüsselrolle zu spielen. Aufgrund von Entzündungsprozessen begünstigt sie eine größere Sensibilisierung für die Darm-Hirn-Kommunikation, was einen empfindlichen Darm zur Folge hat.

DIE SACHE MIT DER RESILIENZ

Unter Resilienz versteht man in der Wissenschaft die psychische Widerstandsfähigkeit gegenüber Krisen, Schicksalsschlägen und belastenden Lebensumständen, etwa einem stressigen Berufsalltag. Vereinfacht könnte man sagen, Resilienz ist das Maß dafür, wie gut ein Mensch mit belastenden Situationen umgehen kann – also, ob er den Widrigkeiten des Lebens standhalten kann oder nachgibt.

Eine hohe Resilienz hilft dabei, die Stressachse in Schach zu halten. Sie schützt vor Stress und damit auch vor einem Ungleichgewicht der Darm-Hirn-Achse. Grundsätzlich verfügt jeder Mensch über Ressourcen, die ihm die Bewältigung belastender Situationen ermöglichen. Sie schlummern auch in dir! Resilienz ist vielschichtig und setzt sich aus einer Reihe verschiedener Eigenschaften zusammen. Manche sind genetisch bedingt und nicht veränderbar. Andere sind im Laufe deines Lebens im Zusammenspiel mit der Umwelt entstanden und lassen sich verändern. Das heißt, Resilienz ist dynamisch und verändert sich im Laufe deines Lebens mit neuen Erfahrungen.
Wir leben in einer Welt voller Stress. Daran können wir nicht viel ändern. Statt dich also weiterhin mit der Frage zu beschäftigen, wie du Stress vermeiden kannst, solltest du lieber nach Lösungen suchen, wie du besser damit umgehen kannst. Wie kannst du resilienter werden? Deine bisherigen Erfahrungen im Umgang mit Krisensituationen bilden einen entscheidenden Faktor dabei. Sie bestimmen deinen Umgang mit künftigen Belastungen. Wer bisher gut mit Stress umgehen konnte, ist hier im Vorteil. Diese Menschen wissen, dass sie eine Situation schon einmal gemeistert haben, und werden ihre Aussichten in einer Krise wesentlich positiver einschätzen als jemand, der zuletzt nicht so erfolgreich war. Davon kannst du dir eine ganze Menge abgucken!
Die innere Vorbereitung ist der entscheidende Faktor, um resilienter zu werden. Hier spielt das Konzept der Selbstwirksamkeit eine wichtige Rolle. Wenn du nicht an dich oder deine Fähigkeiten glaubst, wirst du Situationen deutlich schneller als Stress empfinden. Menschen mit einer hohen Selbstwirksamkeit halten Schmerzen besser aus, erholen sich schneller von Operatio-

Möglichkeiten der Stressbewältigung

ANTIZIPATION
Du bereitest dich innerlich auf bevorstehende Situationen vor, indem du mögliche Probleme vorwegnimmst und die Lösungen durchspielst. Diese Art der Bewältigung ist besonders hilfreich für vorhersehbare Übergänge in neue Lebensphasen oder bei der Kontrolle deiner Gefühle.

PROAKTIVE BEWÄLTIGUNG
Du bereitest dich gedanklich auf Krisensituationen vor, indem du dir ein Ziel setzt – in dem festen Glauben, es mit eigenen Mitteln erreichen zu können.

nen und werden schneller wieder gesund. Wenn du optimistisch denkst und glaubst, »deines eigenen Glückes Schmied« zu sein und Einfluss auf dein Leben nehmen zu können, wirst du kritische Lebensereignisse wesentlich besser bewältigen. Je mehr du davon überzeugt bist, dass Ereignisse oder andere Personen für die Geschehnisse in deinem Leben verantwortlich sind, desto weniger glaubst du an die eigene Kompetenz und desto weniger resilient bist du.

Selbstwirksamkeit ist die Überzeugung, dass du aus eigener Kraft Ziele erreichen und auch Krisen erfolgreich überwinden kannst. Ein Faktor dabei ist dein Körper, man könnte sogar sagen: **Dein Körper ist dein Resilienzkapital!** Ein gesunder Körper ist die wichtigste Voraussetzung für ein positives Körpergefühl und für körperliches Wohlbefinden, was dir wiederum dabei hilft, resilienter zu werden.

AUF DEN PUNKT GEBRACHT

- → Stress hat viele Gesichter: Er kann positiv oder negativ sein, von außen kommen oder im Körper entstehen.
- → Am äußeren Stress kannst du nichts ändern, aber du kannst deinen Umgang damit verbessern und dich gedanklich darauf vorbereiten.
- → Inneren Stress kannst du selbst verändern, indem du deinen Körper optimal darauf vorbereitest.
- → Obwohl der Körper über zwei Stresssysteme verfügt, kann nicht vollständig zwischen Nerven- und Hormonsystem getrennt werden.
- → Chronischer Stress – ob von außen oder innen – stört und verändert die Kommunikation zwischen deinem Darm und deinem Gehirn.
- → Kein Organ leidet stärker unter Stress als dein Darm.
- → Dein Mikrobiom wirkt wie ein Modulator auf deine Stressachse und beeinflusst die Reaktionsbereitschaft der Stressschaltkreise.
- → Entzündliche Prozesse sind ein wichtiger Hinweis auf die mögliche Entstehung psychischer Erkrankungen.
- → Ein dauerhaft erhöhter Cortisolspiegel verändert die Wahrnehmung und die Hirnstrukturen. Er macht übermäßig wachsam, sodass noch mehr Eindrücke auf das Gehirn einprasseln.
- → Dein Körper ist dein Resilienzkapital!

Stress und seine negativen Folgen

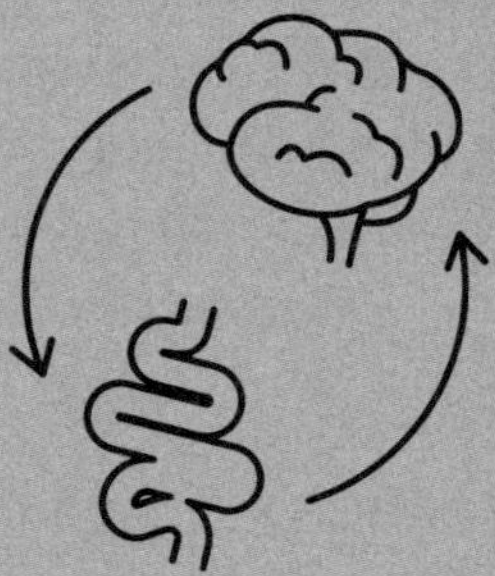

→ Wenn die Darm-Hirn-Achse aus dem Gleichgewicht gerät, können psychische Erkrankungen entstehen.

→ Die Psyche meldet sich zu Wort und zeigt dir, dass es so nicht weitergehen kann.

→ Alle Erkrankungen sind mehr oder weniger psychosomatisch.

→ Sei ein kluger Ursachendetektiv!

Die Darm-Hirn-Achse unter Stress

So vielfältig wie der Stress sind auch die Symptome, die er verursacht. Deshalb werden sie oft missverstanden und in der Ersteinschätzung falsch zugeordnet, weil sie zu mehreren Krankheitsbildern passen. Außerdem sind sie von Mensch zu Mensch verschieden. Häufig ist es ein langer Weg, bis man der Ursache auf die Schliche kommt, da zunächst organische Gründe ausgeschlossen werden müssen.

TYPISCHE STRESSSYMPTOME

Gehirn und Darm bilden ein System, schließlich sind sie aus den gleichen Zellen entstanden und sollten daher nicht getrennt betrachtet werden. Wenn das Gehirn etwas empfindet, sendet es über den Vagusnerv, die Hormone oder andere Stoffe Signale, die dann auf die körperliche Ebene übertragen werden. Ist das Gehirn gestresst, ist auch der Darm gestresst. Dies erklärt die Vermischung von körperlichen und psychischen Symptomen und ist der Grund dafür, dass der Darm häufig der Manifestationsort psychischer Erkrankungen ist.

Aber umgekehrt sind auch Veränderungen im Darm mit schwerwiegenden Folgen fürs Gehirn verbunden. Außerhalb des Gehirns gibt es kaum ein anderes System, das klüger angelegt ist als das Hormon-, das Immun- und das Nervensystem des Darms. Die Fernbeziehung zwischen Gehirn und Darm hast du bereits kennengelernt. Da es zahlreiche Beweise dafür gibt, dass Störungen des Mikrobioms Auswirkungen auf die mentale Gesundheit haben und umgekehrt, wollen wir uns nun die Zusammenhänge anhand von einzelnen Symptomen einmal genauer ansehen.

Aufgrund meines eigenen Leidenswegs weiß ich nur zu gut, wie belastend es sein kann, wenn man sich mit einer Vielzahl von Symptomen von einem Arzt zum nächsten schleppt und dabei das Gefühl nicht loswird, nicht richtig ernst genommen zu werden. Leider ist es keine Seltenheit, dass man bei einem Arztbesuch Sätze zu hören bekommt wie: »Sie sind viel zu jung.« Oder: »Das bilden Sie sich nur ein.» Deshalb möchte ich dir unbedingt eine Sache mit auf den Weg geben: Wenn du Symptome hast, dann lass dich von solchen Äußerungen nicht entmutigen und geh der Sache auf den Grund. Denn dein Körper oder deine Psyche wollen dir damit etwas Wichtiges sagen. Es ist ein Hilferuf, dass irgendetwas nicht stimmt.

Aus dem letzten Kapitel weißt du bereits, dass die Stressachse und die Darm-Hirn-Achse dein Leben lang eng miteinander verbunden sind und sich gegenseitig beeinflussen. Deshalb habe ich dir auf den nächsten Seiten eine Liste mit den häufigsten Symptomen zusammengestellt, die bei Störungen der Darm-Hirn-Achse auftreten können.

Die Darm-Hirn-Achse bietet dem Stress eine gewaltige Angriffsfläche und es ist erschreckend, wie weitreichend die Auswirkungen von Belastungen – ganz gleich, in welcher Form – auf deinen Darm und deine Psyche sein können.

Bitte lies dir die Liste mit den Problemen, die in den verschiedenen Bereichen auftreten können, aufmerksam durch. Vielleicht erkennst du dich an der einen oder anderen Stelle in den genannten Symptomen wieder.

Die Liste der häufigsten Stresssymptome

GEFÜHLE UND VERHALTEN

- Angstzustände
- Angespanntheit
- Antriebslosigkeit
- Depressionen, depressive Verstimmungen
- Desinteresse
- Erschöpfung
- Nervosität
- Niedergeschlagenheit
- Panikattacken
- Reizbarkeit
- sozialer Rückzug
- Traurigkeit
- Überempfindlichkeit
- Ungeduld
- verändertes Essverhalten
- Wutausbrüche

GEHIRN UND NERVENSYSTEM

- *brain fog*
- Gedächtnisprobleme und Vergesslichkeit
- Konzentrationsschwierigkeiten
- Müdigkeit
- Schreckhaftigkeit
- Schwindel
- Stimmungsschwankungen
- Zittern

VERDAUUNG UND STOFFWECHSEL

- Bauchschmerzen
- Blähungen

- Durchfall
- Gewichtsveränderungen
- Lebensmittelunverträglichkeiten oder -allergien
- Magenschmerzen und Sodbrennen
- Übelkeit und Erbrechen
- Verstopfungen

HAUT UND HAARE

- Ekzeme (wie Neurodermitis, Nesselsucht)
- Hautunreinheiten, Akne oder Haarausfall
- Juckreiz

SCHLAF

- Albträume
- Durchschlafprobleme
- Einschlafprobleme

SONSTIGES

- neue oder verstärkte Allergien
- Änderungen des Blutzuckerspiegels
- Infektanfälligkeit
- Libidoverlust
- Nährstoffmangel
- Schilddrüsenprobleme
- Zyklusunregelmäßigkeiten und PMS

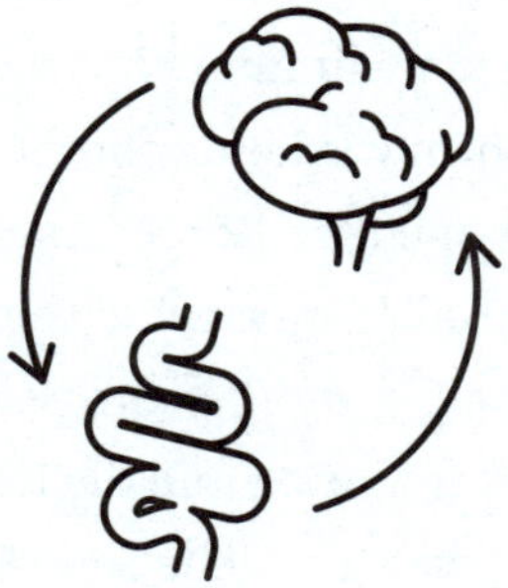

DEPRESSIONEN UND BURN-OUT

Stress ist untrennbar mit der Ausschüttung der Nebennierenhormone verknüpft (siehe Seite 66–69). Und solange dein Gehirn das, was es gerade wahrnimmt, als Stress bewertet, produzieren die Nebennieren weiter munter Cortisol und Noradrenalin – mit gravierenden Folgen für die Darm-Hirn-Achse. Denn als dieses System entstanden ist, waren Stresssituationen meist nur von kurzer Dauer. Außerdem gab es weder Nahrungsmittel mit Emulgatoren noch künstliche Süßstoffe oder die ständigen Benachrichtigungen der Social-Media-Apps. Das Leben im 21. Jahrhundert konfrontiert den Körper mit unzähligen Stressoren, an die er evolutionär nicht angepasst ist. Eine Notbremse gibt es nicht. Deshalb musst du selbst auf die Bremse treten.

Normalerweise folgt die Ausschüttung des Hormons Cortisol einem bestimmten Tagesrhythmus. Morgens kurz nach dem Aufwachen ist der Cortisolspiegel am höchsten, um dann im Laufe des Tages immer weiter abzuflachen. Dieser Rhythmus garantiert einerseits deine Leistungsfähigkeit, damit du zum Beispiel gut aus dem Bett kommst. Andererseits wird dadurch auch dein Schlaf-wach-Rhythmus gesteuert.

Dauerstress setzt diese Tagesrhythmik außer Kraft. Bei Dauerstress sind nicht nur deine Nebennieren im Dauereinsatz, auch dein Gehirn wird unaufhörlich mit Informationen aus der Umwelt und dem Körperinneren bombardiert. Wie es dem Darm bei alledem ergeht, weißt du bereits: Unter Stress wird seine Energiezufuhr gedrosselt, sodass alle laufenden Prozesse wie die Verdauung und die Immunabwehr vorübergehend gestoppt werden (siehe Seite 69). Wenn dieser Zustand länger anhält, leiden zwangsläufig Körper und Psyche darunter.

DER DARM ALS URSACHE?

Wenn das Gehirn ständig grübelt, ist das ermüdend. Wer schon einmal unter einer Depression gelitten hat, kennt das Gedankenkarussell: Die Gedanken geben einfach keine Ruhe und sind meist ins Negative verzerrt. Deshalb darf man in einer depressiven Phase nicht jedem Gedanken Glauben schenken. Leichter gesagt als getan. Immerhin scheint bei Depressionen vor allem der Hippocampus eingerostet zu sein, der für die Emotionsregulation so wichtig ist (siehe Seite 28–31).

Aber wie entstehen Depressionen eigentlich? Wissenschaftler forschen seit Jahren, um die genauen Mechanismen zu verstehen. Aktuell geht man davon aus, dass Depressionen vor allem auf ein Wechselspiel zwischen verschiedenen Faktoren zurückzuführen sind. Das heißt, dass sie grundsätzlich mehrere Ursachen haben. Dies macht die Suche danach nicht gerade leichter. Dass Stress einer der Hauptauslöser ist, steht außer Frage. Hier werden besonders die sogenannten psychosozialen Stressoren wie Traumata durch Misshandlung, Vereinsamung, Verlusterlebnisse und belastende Erlebnisse wie Trennungen oder Todesfälle genannt. Sie führen zu einer Aktivierung des Stresssystems, also einer vermehrten Ausschüttung von Stresshormonen. Die Stressachse verändert sich, was wiederum das System der Neurotransmitter verändert. Summieren sich die Ereignisse, kommt irgendwann der Punkt, an dem nichts mehr geht und die Psyche nicht mehr kann. Kein Wunder, denn auch das beste System braucht mal eine Pause. Für manche Wissenschaftler ist das der Beweis, dass Depressionen ein Resultat der Anpassungsreaktion des Körpers und kein Defekt sind. Die veränderte Stresstoleranz und die gesteigerte Empfänglichkeit für Stress werden als Anpassungsleistung an die Umwelt betrachtet.

DAS SAGT DIE PSYCHE **Wenn ich krank und depressiv werde, dann versuche ich damit, nicht nur mich selbst, sondern auch deinen Körper zu retten. Betrachte Depressionen als eine Art Notbremse, dass es so nicht weitergehen kann.**

Eine weitere Ursache mit einer mindestens ebenso großen Bedeutung ist bislang außen vor geblieben: Da man in Studien herausgefunden hat, dass Störungen der Biofeedbackmechanismen der Stressachse im Darm entstehen (siehe Seite 74), spielt die Darm-Hirn-Achse bei der Entstehung von Depressionen eine viel größere Rolle als zunächst angenommen. Abgesehen von den Veränderungen der Stressachse liegen Studienergebnisse vor, wonach auch eine durch chronischen Stress veränderte Zusammensetzung des Mikrobioms Einfluss auf das Gehirn nimmt. Man vermutet, dass das Mikrobiom über den Vagusnerv die Neurotransmitter im Gehirn reguliert und dadurch die Plastizität der Nervenzellen und das Verhalten beeinflusst. Aus diesem Grund betrachten Forscher Veränderungen des Mikrobioms mittlerweile auch als weiteren ursächlichen Faktor für die Entwicklung von Depressionen.
Untersuchungen zeigen zudem, dass die Zusammensetzung des Mikrobioms von Menschen mit Depressionen durch einen Rückgang entzündungshemmender, Butyrat produzierender Bakterien und eine Zunahme entzündungsfördernder Bakterien gekennzeichnet ist. Diese produzieren zum Beispiel Lipopolysaccharide (LPS), die endotoxische Reaktionen auslösen

können (siehe Seite 76). Butyrat (Buttersäure) ist eine kurzkettige Fettsäure, die von einigen Darmbakterien hergestellt wird. Sie dient dem Darm als Energiequelle und hilft, die Schutzschicht einer gesunden Darmschleimhaut aufrechtzuerhalten. Wenn du möchtest, dass deine Darmbakterien viel Butyrat produzieren, solltest du unbedingt mehr Ballaststoffe essen (siehe Seite 147–150).

Butyrat erfüllt auch wichtige Aufgaben im Gehirn. Dort wirkt es antientzündlich – besonders auf die Mikrogliazellen, die zum Immunsystem gehören und die Nervenzellen schützen, indem sie im Gehirn aufräumen und schädliche Substanzen entfernen. Außerdem unterstützt Butyrat die Produktion von BDNF. Der *brain-derived neurotrophic factor* ist für die Plastizität der Synapsen bedeutsam und genau diese scheint bei Depressionen etwa im Hippocampus nachzulassen. Da BDNF besonders für das Langzeitgedächtnis und das abstrakte Denken wichtig ist, könnte dies einige Depressionssymptome erklären.

Depressionen und das Mikrobiom

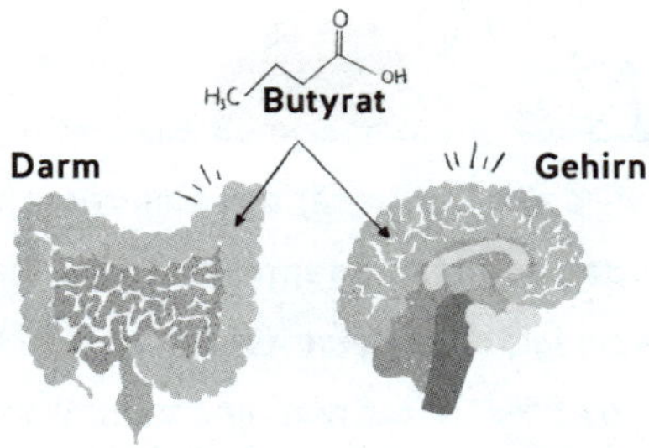

Butyrat hat eine positive Wirkung auf Darm und Gehirn.

Eine Störung der Plastizität der Nervenzellen und die damit einhergehende geringere Synapsenbildung führen dazu, dass sich das Gehirn nicht mehr so gut an die Umwelt anpassen kann. Die Stressresistenz nimmt weiter ab. Außerdem ist der für Gedächtnisbildung und Emotionsregulation verantwortliche Hippocampus bei Depressiven auf Hirnscans verkleinert. Bezüglich der gestörten Plastizität ist der Zusammenhang zwischen der Produktion von Butyrat und der Produktion von BDNF von enormer Bedeutung. Depressionen gehen mit einem niedrigen BDNF-Spiegel und eine verminderte BDNF-Produktion mit einer veränderten Antwort der Stressachse einher. Experimente mit keimfreien Mäusen zeigten, dass sie viel weniger BDNF im Gehirn hatten und schlechter lernten. **Darmbakterien tragen also wesentlich zur Plastizität des Gehirns bei!** Diese Erkenntnisse sind auch mit Blick auf neurodegenerative Erkrankungen relevant (siehe Seite 77–78). Das Wissen um die wichtige Aufgabe der Darmbakterien bei der Bildung von Neurotransmittern und anderen Substanzen rückt den Darm und seinen Einfluss auf die geistige Gesundheit in ein neues Licht.

DAS SAGT DIE PSYCHE

Je länger meine Depression anhält, desto geringer wird die Plastizität des Gehirns. Um sie wieder zu erhöhen, werden sogar Antidepressiva verschrieben. Doch das Problem dabei ist, dass diese Präparate nicht jeder Psyche helfen und ihre Wirkmechanismen längst nicht so gut bekannt sind, wie man meinen sollte.

Depressionen gehen darüber hinaus häufig mit einer Reihe körperlicher Symptome wie Magen-Darm-Beschwerden einher und wirken sich ganz unterschiedlich auf den Appetit aus. Manche Menschen haben mehr, andere weniger Hunger. Das liegt vor allem daran, dass eine Störung im Neurotransmittersystem vorliegt. Obwohl so viele Menschen von Depressionen betroffen sind, weiß man bis heute nicht genau, was in den Neurotransmittersystemen schiefläuft.

Ein einfacher Erklärungsversuch ist die Serotoninhypothese, wonach ein Serotoninmangel Depressionen auslöst. Serotonin gilt als »Glückshormon«, da es Wohlbefinden und Zufriedenheit fördert. Außerdem hat es Einfluss auf den Schlaf-wach-Rhythmus, der bei Depressionen häufig gestört ist. Auch vor dem Hintergrund, dass Serotonin für die Darm-Hirn-Achse der wichtigste Botenstoff ist, würde diese Erklärung Sinn machen. Doch so einfach ist es nicht: Lange Zeit hielt man an der Serotoninhypothese fest und noch immer spukt der Gedanke, Depressionen seien die Folge eines Serotoninmangels, in den Köpfen vieler Menschen herum. Tatsächlich wirken viele Antidepressiva auf das Serotoninsystem und Patienten mit Depressionen haben in der Tat manchmal einen niedrigeren Serotoninspiegel als Gesunde. Nachgewiesen werden konnte die Serotoninhypothese aber bislang nicht – ganz im Gegenteil: Die Wissenschaft nimmt sogar Abstand davon, denn inzwischen sind viele Widersprüche aufgetaucht. Dass Depressionen allein auf einen Serotoninmangel zurückzuführen sind, konnte längst widerlegt werden. Außerdem ist Serotonin nicht der einzige Neurotransmitter im Fokus der Forschung. Vielmehr vermuten Wissenschaftler inzwischen, dass bei Depressionen das Gleichgewicht zwischen verschiedenen Neurotransmittern gestört ist.

Was macht Depressionen so gefährlich?

Das Tückische an Depressionen ist ihre Unsichtbarkeit. Wie schwer die Erkrankung ist, bleibt oft verborgen und führt dazu, dass ihre Auswirkungen unterschätzt werden.

IMMER MEHR MENSCHEN SIND BETROFFEN
Dabei sind Depressionen längst keine Seltenheit mehr und zählen zu den häufigsten psychischen Erkrankungen weltweit. Besonders in den letzten zehn Jahren hat die Zahl der Diagnosen stark zugenommen. Schätzungen zufolge ist allein in Deutschland mindestens jeder Fünfte im Laufe seines Lebens einmal davon betroffen.

EINMALIGE EPISODE ODER CHRONISCHER VERLAUF?
Diese Schätzungen schließen alle Formen der Depression mit ein, denn die Erkrankung kann ganz unterschiedlich verlaufen. Man unterscheidet verschiedene Depressionstypen: Manche Menschen erleben einmalig für eine bestimmte Zeit eine depressive Phase und erholen sich wieder recht gut davon (depressive Episode mit vollständiger/unvollständiger Remission). Andere leiden unter ständig wiederkehrenden depressiven Phasen (rezidivierende Depression). Bei wieder anderen bleibt der depressive Zustand dauerhaft bestehen (chronische depressive Episode/Dysthymie). Eine Depression kann also sehr unterschiedlich verlaufen. Wie sie verläuft, hängt von den Umständen ab, doch üblicherweise ist sie zeitlich begrenzt und klingt auch wieder ab.

DER UNTERSCHIED ZUM BURN-OUT

Wenn die Nebennieren ständig auf Hochtouren arbeiten, fühlt man sich irgendwann ausgebrannt. Kein Wunder, denn der Körper hat keine Zeit, sich zu regenerieren. Sein Nährstoffbedarf

steigt, aber seine Energiespeicher werden immer leerer. Wer die Reserven nicht rechtzeitig und nicht richtig auffüllt, wird zunehmend erschöpfter.
Ein Burn-out entsteht allerdings nicht über Nacht. Meist kommen viele Stressfaktoren zusammen, die das Stresssystem irgendwann überfordern. Es kommt zu einer Störung der Stressachse. Stresslevel und Stresshormonausschüttung sind am Anschlag. Dies hat fatale Folgen für Mikrobiom und Psyche. Im schlimmsten Fall mündet ein Burn-out in eine Depression.
Um deinen Körper bestmöglich auf belastende Situationen vorzubereiten, solltest du für eine ausreichende Nährstoffzufuhr sorgen und frühzeitig eine Anti-Stress-Strategie entwickeln.
In diesem Zusammenhang wird gern behauptet, eine solche Störung der Stressachse führe zu einer »Nebennierenschwäche«. Dahinter steht die Theorie, dass selbst die besten Nebennieren irgendwann den Dienst quittieren, wenn sie rund um die Uhr auf Hochtouren arbeiten. Die Folge davon ist, dass sie schließlich versagen und die Hormonproduktion einstellen.

DENKFEHLER! **Eine »Nebennierenschwäche« wird oft mit einer Nebenniereninsuffizienz gleichgesetzt – einer ernsten Erkrankung, die eine ärztliche Behandlung erfordert. Die Nebennierenschwäche soll angeblich eine verminderte Cortisolproduktion infolge anhaltender Cortisolausschüttung bezeichnen. Doch so etwas gibt es nicht!**

Auf den ersten Blick wirkt diese Theorie plausibel. Allerdings gibt es bis heute keine gesicherten Beweise. Die Studien zu diesem Thema sind vernichtend und einzelne Untersuchungen zeigen, dass eine echte Nebenniereninsuffizienz nur sehr selten in schweren Fällen von Burn-out auftritt und dabei eventuell genetische Faktoren eine Rolle spielen. Eine allgemeine Aussage lässt sich deshalb nicht ableiten. Zudem gibt es Menschen, die eine leicht verzögerte Cortisolausschüttung haben und sich morgens nach dem Aufstehen direkt erschöpft fühlen. Dies betrifft manchmal auch Menschen mit Burn-out.

Wann spricht man von Burn-out?

Ein Burn-out ist die Folge einer dauerhaft erhöhten Stressbelastung. Das Gefühl des Ausgebranntseins wurde erst im Jahr 2019 von der Weltgesundheitsorganisation (WHO) in den »Krankheitskatalog« aufgenommen, ist jedoch kein eigenständig anerkanntes Krankheitsbild. Ein Burn-out wird vielmehr definiert als ein »Faktor, der den Gesundheitszustand beeinflusst«.

Die Symptome eines Burn-outs haben eine starke Ähnlichkeit mit den Symptomen einer Depression. Doch im Gegensatz zur Depression tritt der Burn-out ausschließlich im beruflichen Kontext auf. Die WHO weist sogar ausdrücklich darauf hin, dass der Begriff auch nur in diesem Zusammenhang und nicht zur Beschreibung von Erfahrungen in anderen Lebensbereichen verwendet werden sollte. Trotzdem sollte man nicht außer Acht lassen, dass sich hinter einem Burn-out auch immer eine Depression verbergen kann.

ANGSTSTÖRUNGEN

Angst zählt zu den Urinstinkten und Grundemotionen des Menschen. Sie schützt vor Gefahren. Ist die Gefahr vorbei, verschwindet sie wieder. Doch bei manchen Menschen funktioniert dieser Schutzmechanismus nicht mehr wie vorgesehen. Die Folge: Die Psyche befindet sich permanent im Überlebensmodus. Die Angst wird zum Jäger und kostet den Körper und den Darm eine Menge Energie.

Jeder weiß, wie sich Angst anfühlt. Sicher weißt auch du, dass sie sich im Darm gern als flaues Gefühl bemerkbar macht. Denn bei einer hyperaktiven Amygdala wird die Energieversorgung im Darm heruntergefahren. Daraufhin kann sich auch die Zusammensetzung der Darmbakterien verändern. Genau deshalb ist es an der Zeit, dass wir die angstassoziierten Bauchgefühle wieder als Warnsignal deuten und uns daraufhin überlegen sollten, ob wir die Situationen, die sie auslösen, meiden oder uns ihnen stellen sollten.

Allerdings möchte ich an dieser Stelle auch festhalten, dass die meisten von uns mit überdurchschnittlich großer Vorsicht aufgewachsen sind. Dieses vorsichtige Verhalten lernen wir oft schon auf dem Schulweg, denn immer mehr Eltern bringen ihre Kinder persönlich zur Schule. Auf diese Weise wird den Kindern vermittelt, dass schon der Schulweg voller Gefahren ist. Die Schwelle der Angstwahrnehmung sinkt immer weiter und der wahrgenommene Stress nimmt immer mehr zu.

Studien zufolge haben besonders die ersten Lebensjahre eines Menschen für die spätere Entstehung von Angststörungen eine enorme Bedeutung. Dies ist darauf zurückzuführen, dass das Mikrobiom des Darms eine wichtige Rolle bei der Programmierung der Stressachse spielt (siehe Seite 72–75).

Wann spricht man von einer Angststörung?

Wenn Angst nicht mehr vergeht, grundlos auftritt oder extrem stark ist, spricht man von einer Angststörung. Wenn du an ihren Entstehungsmechanismus zurückdenkst, kannst du dir das wie eine Endlosschleife vorstellen, bei der dein Angstzentrum (die Amygdala) daueraktiv ist. Es gibt nie Ruhe. Hier spricht man auch von »Angst vor der Angst« – besonders, wenn Panikattacken hinzukommen. Eine daueraktive Amygdala macht die Emotionskontrolle sehr schwer.

KÖNNEN DARMBAKTERIEN ÄNGSTLICH MACHEN?

Aufgrund der Erkenntnisse zur Darm-Hirn-Achse hat man auch die Kommunikation der Amygdala mit dem Darm und den Darmbakterien genauer untersucht. Keimfreie Mäuse haben eine hyperaktive und vergrößerte Amygdala im Gegensatz zu Mäusen mit intaktem Mikrobiom. Aber was folgt aus diesen Veränderungen? Dass diese Mäuse Probleme haben, Angstreize im Gedächtnis zu speichern. Sie können sich also nicht daran erinnern. Es fehlt ihnen sozusagen ein Angstgedächtnis. Daraus lässt sich ableiten, dass die Darmbakterien wohl einen großen Einfluss auf unser Angstempfinden haben.

Chronische Magen-Darm-Entzündungen sind nachweislich mit angstähnlichem Verhalten assoziiert. Dies wird darauf zurückgeführt, dass sie die Funktion der Darmbakterien und damit die Produktion der von ihnen produzierten Substanzen beeinträchtigen und das Gleichgewicht der Neurotransmitter kurzfristig verändern können. Unbehandelt können Schäden entstehen. Die Vermutung, dass die Darmbakterien Einfluss auf die Entstehung von Angstgefühlen haben, konnte wissenschaftlich bestätigt werden. Als man die keimfreien Mäuse mit Bakteriencocktails fütterte, konnte ihre Gedächtnisleistung verbessert und ihre Angst normalisiert werden.

Faszinierend ist, dass dazu bereits eine einzige Bakterienart genügte: *Lactobacillus rhamnosus.* Diesem Probiotikum wird nachgesagt, dass es die GABA-Produktion reguliert. (Zur Erinnerung: GABA beruhigt aktive Nerven im zentralen Nervensystem.) Gleichzeitig wird *Lactobacillus rhamnosus* gern zur Linderung von antibiotikabedingtem Durchfall eingesetzt. Ein Zusammenhang, der zu denken gibt, da Angst ebenfalls Durchfall verursacht. Die Vermutungen über die Zusammenhänge zwischen der Angst, den Darmbakterien und typischen körperlichen Reaktionen konnten somit bestätigt werden.

Kommen wir zu der Frage, ob Darmbakterien Angstsymptome auslösen können. Es scheint tatsächlich einen Zusammenhang zwischen einer ungünstigen Zusammensetzung der Darmbakterien und Angstsymptomen zu geben. Allerdings sollte eine weitere damit verbundene Erkenntnis nicht ignoriert werden: Selbst, nachdem sich die Angstsymptome von Patienten wieder gelegt hatten, hatte sich die Zusammensetzung der Darmbakterien nicht geändert. Sie war immer noch so wie in der Zeit, in der die Symptome aufgetreten waren.

Ein besonders häufiges Symptom bei Depressionen und Angststörungen sind Kopf- und Nackenschmerzen. Nicht ohne Grund gibt es die Redensart, dass einem buchstäblich »die Angst im Nacken sitzt«. Auch Rückenschmerzen treten im Zusammenhang mit psychischen Belastungen gehäuft auf.

DAS SAGT DIE PSYCHE **Studien mit Probanden haben gezeigt: Wenn ich eine Angststörung habe, ist das Mikrobiom nicht besonders vielfältig. Dies hat zur Folge, dass die Produktion kurzkettiger Fettsäuren stark eingeschränkt ist, ganz ähnlich wie bei Depressionen. Außerdem überwiegt bei einer Angststörung die Zahl der »schlechten« Bakterien im Darm. Deshalb ist es wichtig, dass du dich auch um deinen Darm kümmerst, wenn ich krank bin. Wenn es ihm gut geht, geht es auch mir gleich viel besser! Umgekehrt ist das leider nicht immer der Fall.**

SCHLAFSTÖRUNGEN

Wer es schon einmal erlebt hat, der weiß: Schlafprobleme können die reinste Folter sein. Unabhängig davon, ob es sich um Einschlafschwierigkeiten oder Durchschlafschwierigkeiten handelt, raubt uns der Schlafentzug eine Menge Nerven. Dies ist durchaus wörtlich zu verstehen, denn Schlafmangel führt dazu, dass Nervenzellen absterben.

Schlaf ist einer der wichtigsten Bausteine der körperlichen Regeneration und für das Nervensystem unverzichtbar. Während wir schlafen, werden Erinnerungen im Langzeitgedächtnis gefestigt und Emotionen verarbeitet. Dieser Vorgang wird als »Konsolidierung« bezeichnet. Genauer gesagt wird in der Nacht in der ersten Schlafhälfte neues Wissen konsolidiert. In der zweiten Schlafhälfte werden dann neue Gewohnheiten oder Verhaltensweisen sowie Emotionen verarbeitet und sortiert. Alle diese Prozesse stärken die Plastizität der Nervenzellen.

Einer Untersuchung zufolge leidet ungefähr ein Drittel der Weltbevölkerung unter Schlafstörungen. Bei Schichtarbeitenden ist die Zahl noch höher. Vor allem psychische Störungen gehen sehr oft mit Schlafstörungen einher. Zu wenig Schlaf kann den Körper krank machen und das Gehirn, den Darm und alle anderen Organe schädigen. Das Immunsystem kann nicht mehr richtig arbeiten und die Konzentrationsfähigkeit leidet. Trotzdem bereiten sowohl das Einschlafen als auch das Durchschlafen vielen Menschen große Probleme. Woran liegt das? Hier sollten wir uns zunächst den Schlaf-wach-Rhythmus etwas genauer ansehen. Ausschlaggebend für die Produktion des Schlafhormons Melatonin sind die Augen, denn der wichtigste Taktgeber für den Schlaf-wach-Rhythmus ist das Tageslicht. Die Augen leiten die Information, ob es gerade hell oder dunkel ist, ans Gehirn weiter, wo sie die Melatoninproduktion in der Zirbeldrüse beeinflusst. Licht ist für einen reibungslosen Schlaf-wach-Rhythmus wichtig, da es tagsüber die Melatoninproduktion im Körper hemmt. Aufgrund des Wechsels von Hell und Dunkel folgt die Ausschüttung des Schlafhormons einer bestimmten Tagesrhythmik.

DAS SAGT DIE PSYCHE

Wenn du zu wenig schläfst, verwirrst du mich. Dann können meine Emotionen außer Kontrolle geraten, weil mir die Zeit fehlt, meine Gefühle zu sortieren. Außerdem kann das Gehirn nicht ausreichend »entmüllt« werden und das macht es mir noch schwerer, klar zu denken.

Ein Störfaktor für den Schlaf-wach-Rhythmus ist hochenergetisches blaues Licht (HEV-Licht), von dem wir in unserer digitalisierten Welt zu viel abbekommen – tagsüber vor den Bildschirmen, abends vor dem TV-Gerät oder am Smartphone. Das kann den Schlaf-wach-Rhythmus durcheinanderbringen. Verzichte daher vor dem Schlafengehen darauf, Smartphone, Tablet oder Laptop zu benutzen. Deine Psyche wird es dir danken. All das erinnert an die Ausschüttung von Cortisol und das hat seinen Grund, denn Cortisol funktioniert als Gegenspieler von Melatonin. Beide Hormone werden abwechselnd ausgeschüttet.

Der Einfluss des Tageslichts

Während das Stresshormon Cortisol in den Morgenstunden sein höchstes und das Schlafhormon Melatonin sein niedrigstes Niveau erreicht, ist es am Abend umgekehrt: Melatonin ist auf dem Höhepunkt und macht dich müde, die Cortisolkonzentration ist am niedrigsten.

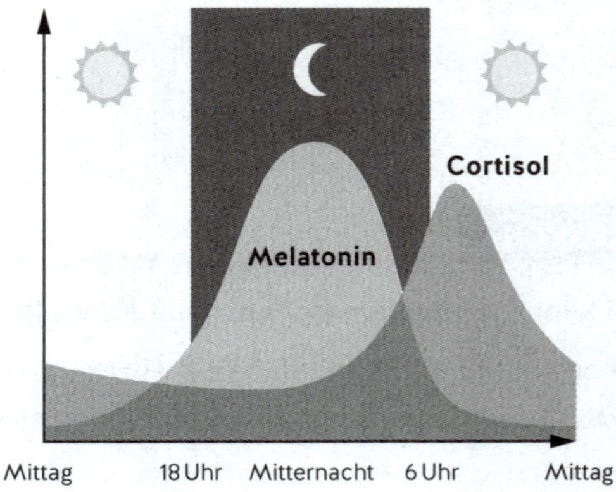

Die morgendliche Cortisolausschüttung ist eng mit der Aufwachphase verbunden. Zu hohe Cortisollevel aufgrund von anhaltendem Stress stören den Schlaf-wach-Rhythmus und führen dazu, dass sich die biologische Uhr verstellt.
In diesem Zusammenhang spielt auch der Neurotransmitter Serotonin eine Rolle. Serotonin wirkt nicht nur stimmungsaufhellend, es unterstützt auch den Schlafrhythmus und wird wie Cortisol vermehrt morgens gebildet. Außerdem wird Melatonin aus Serotonin hergestellt. Fehlt es im Körper an Serotonin, kann auch nicht ausreichend Melatonin produziert werden.

DAS MIKROBIOM UND DIE INNERE UHR

Interessanterweise werden der Schlaf-wach-Rhythmus ebenso wie die Stressachse und die Ausschüttung von Cortisol von der Aktivität des Mikrobioms beeinflusst. Es gibt sogar Hinweise darauf, dass die Darmbakterien mit den zirkadianen Mechanismen des Körpers interagieren und dadurch Einfluss auf das Schlafmuster nehmen können. Ferner weiß man aus Untersuchungen, dass etwa 10 Prozent der Darmbakterien des Menschen einer biologischen Uhr folgen. Vor allem einige Gattungen der häufigsten Darmbakterien, der *Firmicutes* und der *Bacteroidetes*, scheinen tageszeitlichen Schwankungen zu unterliegen und zeitweise auch zu schlafen. Damit verändert sich im Laufe des Tages auch die Produktion der von den Darmbakterien hergestellten Stoffe. Die Darmbakterien besitzen also ebenfalls eine »innere Uhr«. Dadurch wirken sie offenbar auf die Gene in deinem Körper ein, die deine biologische Uhr steuern und dir beim Einschlafen und Aufwachen helfen. Einige Gene können nämlich durch äußere Faktoren oder auch durch die Darmbakterien aktiviert werden (Epigenetik).

So wie ein Ungleichgewicht der Darmbakterien den Schlaf-wach-Rhythmus verändern kann, stören schlechte Gewohnheiten wie zu wenig Schlaf umgekehrt auch das Gleichgewicht des Mikrobioms. Sie verringern die Vielfalt der Darmbakterien und das wirkt sich auf die Produktion der von ihnen hergestellten Botenstoffe und dadurch auf den Schlaf-wach-Rhythmus aus. Obwohl dieses Forschungsgebiet noch zu jung ist, um konkrete Empfehlungen abzuleiten, gibt es erste Anhaltspunkte für eine begleitende Therapie von Schlafstörungen über das Mikrobiom.

MÜDIGKEIT

Ist Müdigkeit nicht ein Zeichen von zu wenig Schlaf? Ja, allerdings kennen nicht nur Menschen mit Schlafproblemen eine ständige Müdigkeit. Es gibt auch Menschen, die jede Nacht mindestens acht Stunden schlafen, keine Probleme mit dem Ein- oder Durchschlafen haben und immer noch müde sind. Meistens wird dann Kaffee zum Alltagsretter. Das ist jedoch weder hilfreich noch normal. Dauermüdigkeit ist ein Symptom, das häufig mit psychischen Erkrankungen einhergeht oder eine Vorstufe davon ist. Sie deutet an, dass das Stresssystem auf Hochtouren läuft, raubt Motivation und macht antriebslos. Doch woher kommt die Müdigkeit, wenn du ausreichend schläfst? Die Antwort liegt auf der Hand: Die Ausschüttung von Stresshormonen und die Aktivität des Sympathikus stoppen die Verdauung. Dadurch wird auch die Energiegewinnung eingestellt. Dabei ist Energie so wichtig für den Körper, vor allem für das Gehirn. Infolge des Verdauungsstopps kommt nicht nur weniger Energie, sondern auch von allen anderen Nährstoffen wie Mineralstoffen und Vitaminen weniger im Körper an. Da ist ein nachteiliges biochemisches Ungleichgewicht so gut wie vorprogrammiert.

Müdigkeit ist zudem ein klassisches Leitsymptom einer Eisenmangelanämie. Was viele nicht wissen: Hinter einem Eisenmangel kann auch ein versteckter Kupfermangel stecken. Kupfer braucht der Körper, um Eisen aufzunehmen. Ist im Körper also – aufgrund einer falschen Ernährung oder immer wiederkehrender Verdauungsstopps – bereits zu wenig Kupfer vorhanden, kann dies einen Eisenmangel begünstigen. Da der Eisenmangel einer der häufigsten Nährstoffmängel ist, sollte er unbedingt ausgeschlossen werden.

WISSEN TO GO **Müdigkeit kann sich auf ganz verschiedene Weise äußern: als Morgenmüdigkeit, Nachmittagstief, plötzliche oder chronische Müdigkeit. Von chronischer Müdigkeit spricht man, wenn sie länger als sechs Monate anhält.**

MAGENPROBLEME

Die Auswirkungen von Emotionen auf den Magen-Darm-Trakt machen besonders sensiblen Menschen zu schaffen. Das liegt an der engen Verbindung zwischen Psyche und Verdauungssystem. Obwohl der Magen keine Darmbakterien beherbergt, ist er unmittelbar mit dem Dünndarm verbunden. Außerdem schärfen gewisse Emotionen wie Angst und Wut die Wahrnehmung auch im Magen. Frauen haben im Übrigen eine größere Reizempfindlichkeit. Dies könnte erklären, weshalb sie häufiger mit Magen-Darm-Problemen zu kämpfen haben.

SODBRENNEN

Jedem, der schon einmal unter Dauerstress stand, wird ein Symptom bekannt vorkommen: Sodbrennen oder Reflux. In Deutschland leidet mindestens jeder Fünfte immer wieder einmal darunter und bei manchen ist das Sodbrennen sogar chronisch. Doch was verursacht den brennenden Schmerz? Alles, was du isst, wandert über die Speiseröhre in den Magen. Dort wird es von der extrem starken Magensäure zersetzt. Fließt der angesäuerte Speisebrei in die falsche Richtung, also zurück in die Speiseröhre, greift die Säure die Speiseröhrenwand an. Da sie im Gegensatz zum Magen über keine schützende Schleimhaut verfügt, entsteht der typische brennende Schmerz. In den meisten Fällen ist eine verstärkte Magensäurebildung durch eine sehr fettige, saure oder koffeinhaltige Ernährung für den Rückfluss verantwortlich. Vielleicht erinnerst du dich noch daran, dass sich Emotionen auch im Magen-Darm-Trakt widerspiegeln (siehe Seite 36). Die Verbindung zwischen Sympathikus und Magen ermöglicht diese Anpassungsreaktion der Magensäureproduktion unter Stress. Stressbedingte Emotionen, Wut und Angst steigern kurzfristig die Säurebildung. Langfristig entziehen sie dem Magen vor allem Blut, um Energie zu sparen. Dadurch wird die schützende Schleimhaut dünner, was der Magensäure die perfekte Angriffsfläche bietet. Autsch!

REIZMAGENSYNDROM

Stress kann leider nicht nur Sodbrennen, sondern auch weitere Magensymptome wie Völlegefühl, Magendruck, Brennen oder Stechen im Magen bis hin zu starker Übelkeit und sogar Erbrechen auslösen. Treten diese Symptome immer wieder auf, spricht man von einem Reizmagensyndrom.

Was ist das Reizmagensyndrom?

Das Reizmagensyndrom (funktionelle Dyspepsie) ist eine der häufigsten Erkrankungen des Magen-Darm-Trakts. Entscheidend für die Diagnose ist, dass die Symptome mindestens drei Monate bestehen müssen.
Allerdings ist das Reizmagensyndrom eine Ausschlussdiagnose. Das heißt, dass erst alle Erkrankungen mit körperlicher Ursache ausgeschlossen werden müssen. Dazu zählt auch eine Infektion mit dem Bakterium *Helicobacter pylori*, die genau die gleichen Symptome auslöst und dringend behandelt werden muss. Wurden körperliche Ursachen ausgeschlossen, bleibt am Ende die Ausschlussdiagnose übrig. An diesem Punkt werden die Betroffenen, statt Hilfestellung zu bekommen, leider oft mit den Symptomen alleingelassen oder bekommen Tabletten verschrieben. Doch das behandelt nicht die Ursache. Du solltest aber auf keinen Fall aufgeben und die Symptome einfach hinnehmen.

DARMBESCHWERDEN

In den letzten zehn Jahren hat die Wissenschaft eine ganze Reihe von beeindruckenden Ergebnissen hervorgebracht – vor allem bei der Erforschung der Zusammenhänge zwischen den Gefühlen und dem Mikrobiom. Sie hat bewiesen, dass der Darm und seine Bakterien die Gefühle viel stärker beeinflussen, als die Forscher zu Beginn geahnt hatten. Selbst wenn du versuchst, deine Emotionen vor anderen zu verbergen, gibt es jemanden, den du nicht in die Irre führen kannst: deinen Darm. Besonders bemerkenswert ist in diesem Zusammenhang, dass Menschen mit psychischen Erkrankungen signifikant häufiger

unter Darmbeschwerden leiden – und umgekehrt. Dies ist ein weiteres Indiz, das die enge Verbindung zwischen Psyche und Darm untermauert.
Obwohl die Forschung uns hilft, die Zusammenhänge besser zu verstehen, sind deine eigenen Erfahrungen mindestens ebenso wichtig. Daher möchte ich dich fragen, wie oft du Emotionen im Bauch spürst. Denn nicht jeder nimmt sein Bauchgefühl bewusst war. Menschen mit einer intakten Darm-Hirn-Achse spüren den Kommunikationsaustausch zwischen Darm und Gehirn, der unterbewusst abläuft, nur selten. Gerät das sensible Gleichgewicht der Darm-Hirn-Achse aus dem Lot, kann sich das schnell ändern. Meist ist es chronischer Stress, der dich deine Bauchgefühle spüren lässt und zu einer Fehlkommunikation führt (siehe Seite 78). So kommt es nicht selten vor, dass Emotionen plötzlich unangenehme Darmsymptome auslösen.

DAS SAGT DIE PSYCHE

Wenn ich gestresst bin, setzt das Gehirn das Corticotropin-Releasing-Hormon (CRF) frei, das Vorläuferhormon von Cortisol (siehe Seite 75). CRF hat ebenfalls eine direkte Wirkung auf die Körperfunktionen und löst eine Hypersensibilität des Magen-Darm-Trakts aus.
Die Folge davon ist, dass normale Prozesse in Magen und Darm von dir plötzlich als unangenehm oder als bedrohlich wahrgenommen werden. Auch die Schmerzwahrnehmung steigt übermäßig an, was erklärt, wieso sich einige Symptome nur unter Stress bemerkbar machen.

Auch die zunehmende Durchlässigkeit der Darmschleimhaut infolge von CRF und Entzündungen begünstigt Darmbeschwerden. Da der Darm das größte Sinnesorgan des Körpers ist, ist er für eine gesteigerte Schmerzwahrnehmung prädestiniert. Dabei können uns gerade diese Bauchgefühle viel über unsere Umstände, Lebensmittelunverträglichkeiten und emotionalen Zustände verraten. Denn der Darm lenkt dich unbewusst. Das hast du sicher schon einmal zu spüren bekommen, als du nervös warst und er dich schnurstracks zur Toilette geschickt hat.

REIZDARMSYNDROM

Laut Statistik sind in Deutschland mindestens 10 Prozent der Menschen von einem Reizdarmsyndrom betroffen. Eine ganze Menge! Zumindest hat die Diagnose eines Reizdarmsyndroms keine schwerwiegenden körperlichen Folgen. Das ist erleichternd, aber diese Information bringt die Symptome nicht zum Verschwinden. Auch der dadurch verursachte Stress und die psychische Belastung bleiben. Dabei verschlimmert gerade Stress die Symptome. Ein Teufelskreis, den wir uns einmal genauer ansehen sollten.

Um eines gleich festzuhalten: Die eine Ursache für die Entstehung eines Reizdarmsyndroms gibt es – wie so oft – nicht. Es ist ein Zusammenspiel vieler ungünstiger Faktoren, die sehr eng zusammenhängen. Als häufigste Ursachen gelten:

- falsche Ernährung
- Ungleichgewicht des Mikrobioms
- Entzündungen der Darmschleimhaut
- Überempfindlichkeit der Nerven
- psychischer Stress

Siehst du die Zusammenhänge? Die genannten Ursachen bilden eine Kette: Eine falsche Ernährung verursacht eine Dysbalance des Mikrobioms und Entzündungen der Darmschleimhaut. Bei mindestens 70 Prozent aller Reizdarmpatienten ist die Darmschleimhaut geschädigt. Ein *leaky gut* (siehe Seite 75–76) wird wiederum mit einer Reihe von Folgereaktionen in Verbindung gebracht – auch im Gehirn. Sowohl die Entzündungen als auch das Ungleichgewicht der Darmbakterien verändern die Stressachse. Die Nerven reagieren empfindlicher auf Stress, die Stresstoleranz nimmt ab und die Schmerzwahrnehmung zu, sodass noch schneller psychischer Stress entsteht. Dies verstärkt die Ausschüttung von Stresshormonen und es kommt zu einer Daueraktivierung des Sympathikus, worunter Magen und Darm leiden. Auch Faktoren wie eine genetische Veranlagung spielen hier eine Rolle. Schwer zu sagen, was da ausschlaggebend ist. Eine vorangegangene psychische Belastung kann, unabhängig von der Ernährung, ebenfalls zu einer Überaktivierung des Stresssystems führen. Dies verändert dann wiederum das bakterielle Gleichgewicht und fordert dem Körper alles ab.

Wann spricht man von Reizdarmsyndrom?

Das Reizdarmsyndrom zählt ebenfalls zu den Ausschlussdiagnosen. Symptome sind Blähungen, Verstopfungen, Durchfall, Unterbauchschmerzen und Völlegefühl. Sie müssen mindestens drei Monate bestehen.

DAS SAGT DIE PSYCHE **Manchmal sind Darmbeschwerden meine Art, dich darauf aufmerksam zu machen, dass etwas nicht stimmt. Damit ich dir zeigen kann, was los ist, lasse ich dich öfter spüren, was in deinem Darm vor sich geht. Meist hat der Darm bereits ein Problem. Wenn es sich weiter manifestiert, die Darmbakterien nicht mehr genügend Bausteine für die Neurotransmitter produzieren und die Darmwand durchlässiger wird, dauert es nicht lange, bis auch ich in Mitleidenschaft gezogen werde. Du solltest regelmäßig auftretende Darmbeschwerden daher als warnende Vorboten betrachten und sie ernst nehmen, statt sie einfach so hinzunehmen.**

Obwohl diese Kettenreaktion dramatisch wirkt, kannst du einiges dagegen tun. Du hast mindestens zwei Optionen, um den Teufelskreis zu durchbrechen. Du kannst erstens deine Ernährung verändern und zweitens schlechte Lebensgewohnheiten ablegen und durch nützliches, wohltuendes Verhalten ersetzen. Lange ging man in der Wissenschaft davon aus, dass ein Reizdarmsyndrom seinen Ursprung ausschließlich im Gehirn hat – obwohl die Kommunikation zwischen Darm und Gehirn in beide Richtungen verläuft. Dies liegt wahrscheinlich daran, dass psychische Erkrankungen häufig mit einem Reizdarmsyndrom einhergehen und die Studien sehr einseitig waren. Eine Untersuchung aus dem Jahr 2016 ergab, dass zwei Drittel aller Reizdarmpatienten zunächst Darmsymptome zeigten und erst später psychische Symptome auftraten. Beim letzten Drittel war es umgekehrt. Da man davon ausgeht, dass in Deutschland jeder Zehnte an Reizdarmsyndrom leidet, läuft ein großer Teil dieser Menschen Gefahr, psychische Symptome zu entwickeln. Allerdings ist jeder Verlauf anders, das solltest du immer im Hinterkopf behalten. Das, was deinem Körper bislang widerfahren ist und deine Psyche an Erinnerungen gespeichert hat, ist einzigartig – niemand sonst hat es erlebt. Wir können zwar anhand von Beispielverläufen nachvollziehen, wie Darmprobleme zu psychischen Problemen führen. Doch das heißt noch lange nicht, dass jeder Mensch mit körperlichen Symptomen auch psychische Symptome entwickeln wird. Es gibt auch Personen, die ausschließlich psychische oder körperliche Symptome bekommen.

Einseitige Symptome bedeuten nicht, dass die Nerven, das Neurotransmittersystem und der Darm nicht leiden. Deshalb solltest du deinen Körper künftig systemischer betrachten. Gehirn und Darm sind miteinander verbunden. Sie beeinflussen dein Stresssystem. All das, was du bis jetzt über diese Dreiecksbeziehung erfahren hast, hat dir hoffentlich gezeigt, wie wichtig es ist, sie zu pflegen.

IST EINE LOW-FODMAP-DIÄT DIE LÖSUNG?

Jein. Die sogenannte Low-FODMAP-Diät ist eine Auslassdiät. Das heißt, bestimmte Lebensmittel werden für einen längeren Zeitraum weggelassen. Die Abkürzung FODMAP steht für »fermentierbare Oligosaccharide, Disaccharide, Monosaccharide und Polyole«. Gemeint sind Einfachzucker (Glukose, Fruktose), Zweifachzucker (Saccharose), Mehrfachzucker (Stärke) und Zuckeralkohole (Sorbit). Sie stecken in Süßigkeiten, Brot, Milchprodukten und verschiedenen Obst- und Gemüsesorten.

Eine Low-FODMAP-Diät ist somit eine sehr strenge Ernährungsform. Sie wird speziell bei Reizdarmsyndrom eingesetzt, um den Darm zu beruhigen. Bei manchen Menschen bessern sich die Symptome dadurch schließlich. Aber langfristig ist die Low-FODMAP-Ernährung keine Lösung, da sie deinem Mikrobiom und damit auch deiner Psyche schadet. Denn leider sind dabei viele Lebensmittel nicht erlaubt, die für die Vielfalt der Darmbakterien enorm wichtig sind. Du kannst zwar über die schrittweise Wiedereinführung der Lebensmittel herausfinden, was du gut verträgst und was nicht. Ich rate dir allerdings davon ab, eine Low-FODMAP-Ernährung länger als vier Wochen beizubehalten. Bitte bedenke auch, dass die Low-FODMAP-Ernährung nicht bei allen Betroffenen wirkt.

WEITERE SYMPTOME

Ein Ungleichgewicht in der Dreiecksbeziehung zwischen Darm, Gehirn und Nebennieren kann auch Symptome abseits des Verdauungstrakts verursachen. Manche scheinen auf den ersten Blick nicht dazu zu passen. So ging es mir etwa mit der Immunschwäche: Alle vier Wochen bekam ich eine Erkältung. Da ich damals im Internat war und mir mit vielen anderen Mädchen ein Bad teilte, schob ich meine Infektanfälligkeit darauf, dass ständig neue Viren angeschleppt wurden. Doch auch nach dem Auszug aus dem Internat hielt die Infektanfälligkeit an. Sie musste also eine andere Ursache haben. Den Darm, der den Großteil des Immunsystems beherbergt, hatte ich damals noch nicht im Blick. Dafür weiß ich heute umso besser, wie wichtig es ist, den Darm zu pflegen und gesund zu erhalten. Ohne einen intakten Darm ist dein Immunsystem nur halb so gut.

STIMMUNGSSCHWANKUNGEN

Jeder hat mal einen schlechten Tag. Doch es ist ermüdend, wenn die Stimmung täglich Achterbahn fährt und das Auf und Ab zwischen Freude, Wut, Aggression, Traurigkeit und anderen Emotionen den Alltag bestimmt. Schnelle und häufige emotionale Wechsel werden eher Frauen zugeschrieben, aber auch Männer leiden unter Stimmungsschwankungen. Sie sind eine häufige Begleiterscheinung von Hormonstörungen durch zu viele Stresshormone sowie Schilddrüsenerkrankungen. Auch Depressionen, bipolare Störungen und andere psychische Erkrankungen gehen oft mit Schwankungen der Gefühle einher. Du weißt bereits, dass die Darmbakterien deine Stimmung beeinflussen (siehe Seite 54–56). Stimmungsschwankungen können ihren Ursprung also auch in einem Ungleichgewicht der Zusammensetzung des Mikrobioms haben. Dies kann weitreichende Folgen haben – immerhin beeinflussen die Darmbakterien die Reaktionsbereitschaft der Stressachse. Leider wird der Zusammenhang zwischen Stimmungsschwankungen, einer möglichen Veränderung in der Reaktivität der Stressachse und einer Dysbalance der Darmbakterien selten in Betracht gezogen.

DAS SAGT DIE PSYCHE

Auch wenn ich manchmal ganz schön anstrengend sein kann und eine Emotion auf die andere folgt, solltest du deinen Gefühlen stets Beachtung schenken. Denn es konnte belegt werden, dass Menschen, die ihre Emotionen unterdrücken, ein weniger vielfältiges Mikrobiom haben.

SCHILDDRÜSENPROBLEME

Die Schilddrüsengesundheit ist ebenfalls stark von deinem Stresslevel, deiner Darmgesundheit und der Vielfalt deiner Darmbakterien abhängig. Denn der Darm ist an der Aktivierung der von der Schilddrüse gebildeten Hormone beteiligt. Ist er angeschlagen, wirkt sich das unmittelbar auf den Hormonstatus und damit auf die Stoffwechselgeschwindigkeit aus.
Der Körper kann dieses Problem zwar für kurze Zeit kompensieren, da neben dem Darm auch die Leber an der Aktivierung der Schilddrüsenhormone beteiligt ist. Allerdings springen bei einem »Ausfall« der Schilddrüse, also wenn nicht genügend Schilddrüsenhormone gebildet werden, ausgerechnet die Nebennieren ein. Was ist die Konsequenz daraus? Der Pegel der Stresshormone steigt, während gleichzeitig der Stoffwechsel einschläft. Eine unangenehme Folge dieser Entwicklung ist oft eine Gewichtszunahme, die viele Menschen inakzeptabel finden und deshalb eine Diät nach der anderen ausprobieren. Doch dies ist genau die falsche Reaktion. Vielmehr ist es wichtiger denn je, den Körper mit den Nährstoffen zu versorgen, die er dazu benötigt, den eingeschlafenen Stoffwechsel wieder in Gang zu bringen.
Außerdem beeinflusst die Schilddrüse das Gehirn und die Aktivität der Nerven. Gerät die Energiegewinnung aus dem Lot, weil die Schilddrüse erkrankt, kann es zu einer energetischen Unterversorgung des gesamten Körpers einschließlich des Gehirns kommen. Dies wiederum kann zu Müdigkeit oder *brain fog* (mangelnder geistiger Klarheit und Konzentrationsstörungen) führen. Wenn du jetzt auf Nahrung verzichtest, verzichtest du gleichzeitig auf Energie und tust damit deinen Nerven keinen Gefallen – ganz im Gegenteil.

DENKFEHLER! **Wenn dein Stoffwechsel eingeschlafen ist, solltest du auf keinen Fall eine Diät machen. Das ist nicht nur kontraproduktiv, es macht die ganze Situation sogar noch schlimmer, denn du setzt deinen Körper damit massivem Stress aus.**

BRAIN FOG

Viele Menschen, die unter einer gestressten Darm-Hirn-Achse leiden und deren Verdauung im Sparmodus läuft, fühlen sich, als hätten sie Watte im Kopf. *Brain fog* (»Gehirnnebel«) führt zu Gedächtnisproblemen, Konzentrationsschwierigkeiten und einer mangelnden geistigen Klarheit. Für die Betroffenen ist es so, als hätten sie einen Schleier vor den Augen, was sie noch mehr belastet.

Gehirnnebel kann einerseits damit erklärt werden, dass infolge der permanenten Ausschüttung von Stresshormonen die Energieversorgung des Gehirns knapper wird und die Nerven nicht mehr so gut funktionieren. Im Grunde handelt es sich um den gleichen Entstehungsmechanismus wie bei der chronischen Müdigkeit. Andererseits kann eine Dysbalance des Darmmikrobioms den Nebel im Gehirn verstärken, da die Darmbakterien dann entzündungsfördernde Botenstoffe produzieren. Es kommt zu einer endotoxischen Reaktion (siehe Seite 76), die zu kognitiven Ausfällen führt.

ZYKLUSBESCHWERDEN

Dieses Thema geht alle Frauen an: Wenn der Zyklus für dich eine Qual ist, stimmt etwas nicht! Ich weiß, dass es genügend

Ärzte gibt, die etwas anderes behaupten, und dass viele Frauen ihre Beschwerden einfach hinnehmen. Doch wieso sollte die Evolution einen quälenden Zyklus hervorbringen? Schließlich zeigt er immer wieder aufs Neue, dass der Körper bereit ist für eine Schwangerschaft. Außerdem gehört die Menstruation zu den Reinigungsprozessen des Körpers und über das Blut werden auch Giftstoffe ausgeschieden. Der Zyklus ist also ein hervorragender Indikator für die Frauengesundheit.
Deshalb machen wir an dieser Stelle einen Abstecher in die Welt der weiblichen Hormone und schauen uns die Veränderungen im Zyklus genauer an, denn er steht ebenfalls in enger Verbindung zur Darm-Hirn-Achse. Bei vielen Frauen treten im Laufe des Zyklus neben Stimmungsveränderungen auch unangenehme körperliche Symptome auf. Monat für Monat ertragen sie diese Beschwerden und betrachten den Zyklus als etwas Negatives, weil sie zum Beispiel am prämenstruellen Syndrom (PMS) leiden. Dies kann die Psyche ganz schön belasten und dem Körper viel Energie rauben. Die meisten dieser Symptome gehen auf ein hormonelles Ungleichgewicht zurück. Typisch sind starke Bauchschmerzen kurz vor und während der Periode, Verdauungsbeschwerden und Wassereinlagerungen.

WISSEN TO GO

Schmerzen resultieren im Allgemeinen daraus, dass Botenstoffe und Neurotransmitter wie Histamin, Serotonin und Prostaglandin ausgeschüttet werden und an Schmerzrezeptoren binden. Sie teilen dem Gehirn lediglich mit, was im Körper vor sich geht. Der Schmerz selbst entsteht erst im Gehirn.

ÖSTROGENDOMINANZ UND PROGESTERONMANGEL

PMS-Symptome sowie starke Schmerzen während der Periode können die Folge einer Östrogendominanz sein. Leider wissen viele Frauen nicht, dass dies der Grund für ihre unangenehmen Symptome ist. Doch was ist eine Östrogendominanz? Eine Östrogendominanz bedeutet nicht automatisch, dass zu viel Östrogen im Körper gebildet wird. Es bedeutet vielmehr, dass im Verhältnis zum vorhandenen Progesteron zu viel Östrogen im Umlauf ist. Der Östrogenspiegel kann also ganz normal sein, während der Progesteronspiegel relativ betrachtet zu niedrig ist. Das Gleichgewicht dieser beiden Hormone ist sehr sensibel und wird durch Stress schnell gestört.

Ein Ungleichgewicht äußert sich in einer Reihe von Beschwerden, die von Zyklusstörungen bis hin zu Schlafstörungen und Depressionen reichen können. Ursache des (relativen) Progesteronmangels können auch der Beginn der Wechseljahre oder Erkrankungen wie das polyzystische Ovarialsyndrom (PCOS) sein. Meist sind jedoch ein ungünstiger Lebensstil und chronischer Stress die Übeltäter.

Cortisol bindet an die Progesteronrezeptoren, sodass die Produktion von Progesteron abnimmt. Dies ist aus biologischer Sicht nachzuvollziehen. Doch das Hormon Progesteron steht für Fruchtbarkeit. Es bereitet den Körper auf eine Schwangerschaft vor und erhält die Schwangerschaft aufrecht. All das passt nicht zu dem Alarmsignal von Lebensgefahr, das durch einen hohen Cortisolspiegel ausgelöst wird. Denn wer in Lebensgefahr ist, der hat keine Zeit für eine Schwangerschaft. Alle vorhandenen Ressourcen werden für die Rettung des Körpers gebraucht. In dieser Hinsicht kann man Progesteron und Cortisol als Gegenspieler betrachten.

DAS SAGT DIE PSYCHE **Wenn Östrogen und Progesteron nicht im Gleichgewicht sind, kann mir das ganz schön zu schaffen machen. Vor allem in der zweiten Zyklushälfte, kurz vor der Periode, bin ich dann extrem sensibel. Ich hätte einen Vorschlag: Vielleicht kannst du darauf achten, dich mir zuliebe besser zu ernähren, damit die Hormone in Balance kommen und ich entspannter bin. Deal?**

Die unterdrückende Wirkung, die Cortisol auf die Progesteronproduktion ausübt, wurde auch bezüglich der Östrogenproduktion beobachtet – denn Östrogen wird aus Progesteron gebildet. Aber Östrogen kann umgekehrt nicht mehr zu Progesteron werden. So kann Stress den Zyklus durcheinanderwürfeln. Verdauungsprobleme zählen ebenfalls zu den typischen PMS-Symptomen. Das liegt daran, dass die Hormone Östrogen und Progesteron auch Auswirkungen auf den Darm haben. Die Wirkung der Sexualhormone auf den Darm und die Zusammensetzung der Darmbakterien hat die Forschung neugierig gemacht und zu der Frage geführt: Könnte es sein, dass die hormonabhängigen PMS-Symptome auch in Zusammenhang mit Veränderungen des Mikrobioms stehen? Neben den körperlichen Symptomen des prämenstruellen Syndroms werden vor allem die Depressionen vor der Periode diskutiert. Es muss also auch für den Symptomenkomplex PMS einen Zusammenhang zwischen der Neurotransmitterproduktion durch die Darmbakterien und Veränderungen im Stresssystem geben.

Einen ersten Hinweis dafür lieferten Forscher schon vor Jahrzehnten. Bereits Ende der 1970er-Jahre entdeckten Wissenschaftler, dass Darmbakterien an der Regulation des Östrogenspiegels beteiligt sind, indem sie beim Recycling von Östrogen behilflich sind. Diese Bakterien werden als Östrobolom bezeichnet. Sind die für das Gleichgewicht von Östrogen zuständigen Darmbakterien in der Unterzahl, gerät dieser Kreislauf aus dem Gleichgewicht. Das heißt, sowohl äußerer als auch innerer Stress kann eine Östrogendominanz erzeugen oder verstärken. Die Verbindung zwischen Östrogen und den Darmbakterien ist also längst keine Neuigkeit mehr.

Erwähnenswert ist an dieser Stelle auch der beobachtete Einfluss von Progesteron auf die Durchlässigkeit des Darms, also seine Permeabilität. Progesteron soll in der Lage sein, die Verbindungen zwischen den Darmzellen wieder zu stabilisieren und einem durchlässigen Darm entgegenzuwirken. In Experimenten mit Mäusen führte die Gabe von Progesteron sogar zu einer Steigerung des Anteils darmpflegender Laktobazillen und einer Besserung von Depressionen und Angstzuständen. Inwiefern diese Beobachtungen auf den Menschen übertragbar sind, bleibt abzuwarten.

WISSEN TO GO **Die meisten Antibabypillen sind Kombinationspräparate aus Östrogen und Progesteron. Östrogenhaltige Antibabypillen können das Mikrobiom des Darms verändern und zu depressiven Verstimmungen führen, indem sie den Serotoninstoffwechsel beeinflussen.**

DIE MENOPAUSE – EINE SENSIBLE PHASE

Nach durchschnittlich 500 Zyklen endet das hormonelle Auf und Ab einer Frau. Der Hormonhaushalt verändert sich, die Produktion von Östrogen und Progesteron nimmt ab. Die Forschung nutzt diese hormonellen Veränderungen, um die Verbindung zwischen den Hormonen und dem Mikrobiom zu untersuchen. Daher weiß man, dass Frauen in der Menopause im Vergleich zu Frauen im gebärfähigen Alter ein anderes Verhältnis zwischen *Firmicutes* und *Bacteroidetes* haben. Außerdem ist die Zahl der Bakterien, die kurzkettige Fettsäuren bilden, bei ihnen geringer.
Diese Untersuchungen legen nahe, dass Veränderungen des Hormonhaushalts ein erhöhtes Risiko für die Entwicklung psychischer Erkrankungen mit sich bringen. Tatsächlich weiß man aus klinischen Untersuchungen, dass das Risiko, an Depressionen zu erkranken, immer weiter abnimmt, je später eine Frau in die Menopause kommt. Infolge des sinkenden Östrogenspiegels kann es bei Frauen nach der Menopause zudem zu einem Rückgang der kognitiven Fähigkeiten, insbesondere des Gedächtnisses, kommen. Umso wichtiger ist es, dass sie – am besten noch vor der Menopause – auf die richtige Nervennahrung zurückgreifen und ihr Mikrobiom füttern.

DIAGNOSE: PSYCHOSOMATISCH

»Das ist alles psychosomatisch!« Die meisten Betroffenen verstehen diesen Satz so, als würde man ihnen sagen, dass sie sich ihre Symptome nur einbilden. Doch eine solche Einschätzung ist viel zu kurz gedacht. Die Erkenntnisse über die Zusammenhänge zwischen der Darm-Hirn-Achse und dem Stresssystem des Körpers zeigen nämlich, wie eng Psyche und körperliche Reaktionen miteinander verbunden sind: **Deine Psyche ist ein Ergebnis körperlicher Signale und körperliche Reaktionen sind eine Folge deiner Gefühle**.

Es gibt also ohnehin immer nur eine Mischung aus beidem – aus körperlichen sowie psychischen Reaktionen und Symptomen. Eine strikte Trennung ist unmöglich. Der Begriff »psychosomatisch« ist sogar aus den Wörtern Psyche und Körper (Soma) zusammengesetzt und bringt die Sache damit sehr gut auf den Punkt. Deshalb ist es längst überfällig, diese Diagnose von ihrem schlechten Ruf zu befreien und den Körper endlich systemisch zu betrachten.

Psychosomatische oder somatoforme Störung?

Bei psychosomatischen Störungen liegt zwar ein körperlicher Befund wie beispielsweise eine Magenschleimhautentzündung vor. Allerdings ist dieser Befund auf psychische Faktoren zurückzuführen.

Im Unterschied dazu gilt die somatoforme Störung als psychische Störung, die sich in Form von körperlichen Symptomen zeigt, bei der jedoch kein echter körperlicher Befund vorliegt. Das heißt nicht, dass die Symptome Einbildung sind – ganz im Gegenteil. In der Regel gehen sie vom vegetativen Nervensystem aus, also dem Teil des Nervensystems, den du nicht willentlich steuern kannst. Sie verursachen oft erhebliches Leid, weil sie den Alltag stark beeinträchtigen. Umgangssprachlich werden die beiden Definitionen oft miteinander vermischt.

Wie gehst du also am besten damit um, wenn du eine solche Diagnose bekommst? Zunächst rate ich dir, auf dein Bauchgefühl zu hören. Niemand kennt dich besser als du selbst. Obwohl viele Symptome auch auf die Psyche zurückzuführen sind, wird eine psychosomatische Diagnose oft schnell gestellt. Manchmal auch zu schnell.

Daher möchte ich dir raten, dich nicht zu früh mit der Diagnose »psychosomatisch« zufriedenzugeben, wenn du Symptome hast. Bestehe auf körperlichen Untersuchungen. Auch junge Menschen können körperliche Beschwerden haben. Vergiss dabei umgekehrt aber auch nicht, was für enorme Auswirkungen die Psyche haben kann.

Leider gibt es auch heute immer noch viele Ärzte, die somatoforme und psychosomatische Störungen stigmatisieren. Das macht die ganze Sache nicht besser und führt bei den Betroffenen zu Scham, was es noch schwieriger macht, das Problem anzuerkennen. Ich möchte deshalb noch einmal ausdrücklich betonen, dass sich niemand dafür schämen muss! Wenn du dich von deinem Arzt nicht ernst genommen fühlst, solltest du deshalb nicht direkt an dir selbst zweifeln, sondern stattdessen lieber eine zweite Meinung einholen. Wenn du das ausgeklügelte System von Körper und Psyche verstanden hast, kannst du eine solche Diagnose vielleicht leichter akzeptieren. Trotzdem solltest du auch dann eine gründliche Ursachenforschung betreiben und einige deiner Gewohnheiten verändern.

AUF DEN PUNKT GEBRACHT

→ **Die Symptome einer gestressten Psyche können sehr unspezifisch sein.**

- → Wenn deiner Psyche der Stresslevel zu hoch wird, versucht sie, nicht nur sich selbst, sondern auch deinen Körper vor Schäden durch die Ausschüttung zu vieler Stresshormone zu schützen.
- → Der Darm ist häufig der Ort, an dem sich psychische Erkrankungen manifestieren.
- → Stress gefährdet die Dreiecksbeziehung zwischen Gehirn, Darm und Nebennieren.
- → Die Zusammensetzung der Darmbakterien hat Einfluss auf deine Gefühle, zum Beispiel die Angst.
- → Das Mikrobiom beeinflusst die Plastizität deiner Nerven, die bei Menschen mit psychischen Erkrankungen häufig geringer ist als bei Gesunden.
- → Bei Stress wird deine Verdauung gedrosselt, sodass weniger Energie im Körper ankommt, was zu Müdigkeit und *brain fog* führt.
- → Schlaf ist für die Regeneration der Nerven wichtig.
- → CRF, das Vorläuferhormon von Cortisol, macht den gesamten Magen-Darm-Trakt überempfindlich. Dadurch werden Schmerzen und andere Signale viel schneller wahrgenommen.
- → Ein Reizdarmsyndrom geht überdurchschnittlich oft mit psychischen Erkrankungen einher.
- → Bei einem Reizdarmsyndrom passiert es häufiger, dass sich zunächst Symptome im Darm bemerkbar machen und erst später klassisch psychische Symptome hinzukommen, als umgekehrt.
- → Eine strikte Trennung von körperlichen und psychischen Symptomen ist nicht möglich, da es nur eine Mischung aus beidem gibt.

Den Ursachen auf der Spur

Viele Menschen sind wahre Meister darin, die Warnsignale ihrer Psyche zu ignorieren. Sie halten Symptome lange aus, ohne etwas dagegen zu unternehmen. Oft reagieren sie erst, wenn es viel zu spät ist. Wer glaubt, wie bei Kopfschmerzen schnell eine Tablette einwerfen zu können, und alles ist gut, der hat die Rechnung ohne die Psyche gemacht.

PSYCHISCHE ERKRANKUNGEN, KOMPLEXE URSACHEN

Es ist ein medizinischer Denkfehler, die Auslöser psychischer Erkrankungen ausschließlich im Gehirn zu suchen. Doch das ist dir an dieser Stelle sicher bereits bewusst. Denn deine Psyche wird einerseits von einer ganzen Reihe von »Wohlfühlorganen« beeinflusst, sodass alle Zellen und Sensoren mehr oder weniger Einfluss auf dein Wohlbefinden haben. Andererseits spielen die verschiedensten Stressoren eine wesentliche Rolle, sodass es schlichtweg gar nicht möglich ist, nur eine einzige Erkrankungsursache auszumachen.

Leider ist der Fokus bei der Behandlung psychischer Erkrankungen noch sehr einseitig. Offenbar finden immer noch viele Menschen die Vorstellung weit hergeholt, dass Psyche und Körper stets miteinander, niemals gegeneinander agieren.

Die Darm-Hirn-Achse ist der Beweis. In diesem Zusammenhang habe ich eine überaus wichtige Frage bislang offengelassen: Wer erkrankt zuerst – der Darm oder das Gehirn? Beides ist möglich und beide Richtungen sollten in Betracht gezogen werden. Dies zeigen auch die Auswirkungen von Antidepressiva auf das Mikrobiom. Allerdings wurden die besondere Rolle des Darms und die Bedeutung der Ernährung bislang stark unterschätzt. Studien zufolge scheinen Antidepressiva, die in erster Linie auf die Rezeptoren wirken und die Konzentration von Neurotransmittern beeinflussen, sogar das Wachstum bestimmter Bakterien im Darm zu hemmen. Durch diese antibakterielle Wirkung verändern sie nicht nur die bakterielle Zusammensetzung im Darm. Sie können auch die Wirkung von Antibiotika reduzieren und damit einen Beitrag zur Entstehung von Antibiotikaresistenzen leisten.

Darüber hinaus sind die Wirkung von Antidepressiva und die Veränderungen bei der Zusammensetzung des Mikrobioms von Mensch zu Mensch verschieden. Das heißt, dass bei manchen Patienten das Gleichgewicht wiederhergestellt wird, bei anderen nicht. Dies hängt von der Schwere der Erkrankung und dem Lebensstil des Betreffenden ab. Es gibt also noch sehr vieles, was wir über die Entstehung von psychischen Erkrankungen lernen müssen, und sie sind erheblich komplexer, als viele Menschen denken.

Bei psychischen Erkrankungen sind der Darm und die Ernährung wichtige Puzzleteile, die Betroffene genauer unter die Lupe nehmen sollten. Obwohl in diesem Zusammenhang noch viele Fragen offen sind und die wissenschaftliche Forschung noch einiges tun muss, bis das Rätsel voll und ganz gelöst ist, kannst du die Verbindung zwischen Darm und Gehirn auch jetzt schon nutzen, um deine Psyche stark zu machen! Was du tun kannst, erkläre ich dir ab Seite 145.

Antidepressiva und das Mikrobiom

Wissenschaftliche Untersuchungen haben gezeigt, dass es Patienten durch die Einnahme von Antidepressiva zwar besser ging, das Ungleichgewicht des Mikrobioms dadurch aber nicht automatisch behoben war. Das heißt:

- Wenn man psychische Probleme einseitig behandelt, behebt man damit nicht automatisch ihre Ursache. Auch der Darm braucht Unterstützung!
- Ist das Mikrobiom einmal verändert, ist es nicht so leicht, es wiederherzustellen. In der Regel bleibt es bei der Veränderung des Mikrobioms, auch wenn die Psyche wieder gesund ist. Da hilft keine 3-wöchige Darmkur, sondern nur eine langfristige Veränderung der Ernährungs- und Lebensgewohnheiten.

URSACHEN FINDEN, STATT SYMPTOME ZU BEKÄMPFEN

Es liegt in der Natur des Menschen, immer nach der schnellsten Lösung mit dem geringsten Aufwand und dem größten Nutzen zu suchen. Auf diese Weise können Ressourcen gespart werden. Obwohl es viele Situationen gibt, in denen dieses Verhalten sinnvoll ist, kann es in anderen auch Schaden anrichten. Nur selten bringt eine nebenbei geschluckte Tablette eine tiefgreifende Lösung. Natürlich gibt es viele Krankheiten, die medikamentös behandelt werden müssen. Aber wenn es um die psychische Gesundheit geht, solltest du lieber nicht auf eine Wunderpille hoffen. Denn Antidepressiva können dir weder die Last des Alltags nehmen noch den täglichen Stress minimieren.

Der Symptombaum

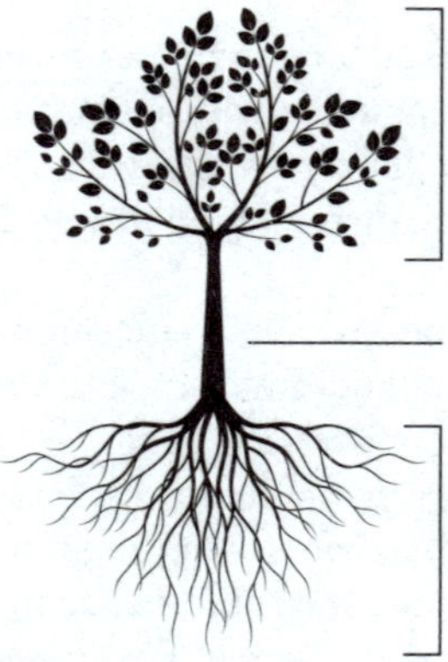

Psychische Symptome sind zudem häufig sehr unbestimmt. Du solltest sie auch nicht als Versagen einzelner Körperteile, sondern als Systemfehler betrachten. Würde man versuchen, ihnen mit Tabletten beizukommen, müsste man eine ganze Menge davon nehmen. Die Krux bei der Einnahme von Tabletten ist, dass sie in der Regel nicht die Ursache, sondern nur das Symptom bekämpfen. Auch ich war am Anfang froh, endlich etwas gegen meine Symptome gefunden zu haben. Doch die Freude war von kurzer Dauer. Weil die Ursache nicht bekämpft wurde, verschlechterten sich die Symptome. Es kamen sogar neue hinzu. Erst als ich begriff, dass es »die eine Lösung« nicht gibt, sondern viele kleinere, zunächst unscheinbare Veränderungen zum Ziel führen, ging es mir wieder gut. Mach dir deshalb bewusst: Die Summe vieler kleiner Veränderungen erzielt eine wesentlich größere Wirkung als eine vermeintlich große Änderung. Hab Geduld und gib deinem Körper Zeit.

RAUS AUS DEN ALTEN MUSTERN!

Natürlich ist es leichter gesagt als getan, aus alten Mustern auszubrechen – vor allem, wenn man bereits erkrankt ist. Denn sobald Traurigkeit, Abgeschlagenheit, kreisende Gedanken und Leere den Alltag dominieren, machen sie nicht nur müde. In den meisten Fällen ist es auch der Beginn eines Teufelskreises. Wer unter solchen Symptomen leidet, ist in der Regel wenig motiviert, etwas Gesundes zu kochen, und will erst recht keinen Sport machen. Doch genau das führt dazu, dass sich die Probleme weiter verschlechtern. Sie können sogar schnell chronisch werden. Höchste Zeit, diesen Teufelskreis zu beenden.
Wenn man sich genauer ansieht, welche Faktoren zur Entstehung von Krankheiten beitragen, stechen zwei davon besonders ins Auge: die Ernährung und die Lebensgewohnheiten. Beide Aspekte haben einen enormen Einfluss auf unser Wohlbefinden. Beide können als Stressoren wirken und den Körper krank machen – oder Stress entgegenwirken und den Körper gesund erhalten. Wie sie wirken, hängt davon ab, wie du dich ernährst und wie du deinen Alltag gestaltest. Mit der richtigen Ernährung und guten Lebensgewohnheiten lassen sich Krankheiten verhindern. Die gute Nachricht: Du hast es selbst in der Hand und kannst beide Faktoren verändern.
In diesem Zusammenhang wird auch die Genetik gern ins Spiel gebracht: »Das ist alles genetische Veranlagung.« Aber stimmt das wirklich? Dazu musst du wissen, dass es zwar einen genetischen Aspekt gibt, dieser aber nur einen vergleichsweise geringen Teil ausmacht. Außerdem müssen Gene erst »angeschaltet« werden. Das geschieht durch Viren, Bakterien, eine ungesunde Ernährung oder schlechte Lebensgewohnheiten. Die Wirkung von Umwelteinflüssen auf die Gene nennt man Epigenetik.

DAS SAGT DIE PSYCHE

Wenn du Unterstützung bei der Bewältigung meiner Gefühle brauchst und glaubst, dass du es allein nicht schaffst, dann zögere bitte nicht, dir Hilfe zu suchen. Auf Seite 244 findest du Tipps für die Suche nach einem Therapieplatz, auf Seite 251 hilfreiche Adressen.

DU SCHAFFST DAS!

Dass du bis hierhin gelesen hast, beweist, dass du etwas verändern willst. Dies ist eine gute Voraussetzung dafür, um aus den Mustern auszubrechen, die deiner Psyche schaden. Ich hoffe, dass du Psyche und Körper künftig ganzheitlicher siehst. Wenn du aufhörst, Krieg gegen deine Psyche zu führen, und verstanden hast, wieso sie Hilfe braucht, bist du auf dem richtigen Weg. Ich kann es kaum erwarten, dir Ernährungs- und Lebensgewohnheiten vorzustellen, die dich stark machen.

AUF DEN PUNKT GEBRACHT

→ Die Entstehung psychischer Erkrankungen ist komplex, eine einzige Ursache gibt es meist nicht.

→ Medikamente behandeln oft die Symptome psychischer Erkrankungen, nicht ihre Ursache.

→ Du musst die Ursache des Problems finden und beheben, statt die Symptome zu behandeln.

→ Ernährung und Lebensgewohnheiten tragen stark zu deiner körperlichen und psychischen Gesundheit bei.

→ Nicht alles ist »genetisch«. Stichwort: Epigenetik.

Untersuchungen beim Arzt & Do-it-yourself-Tests

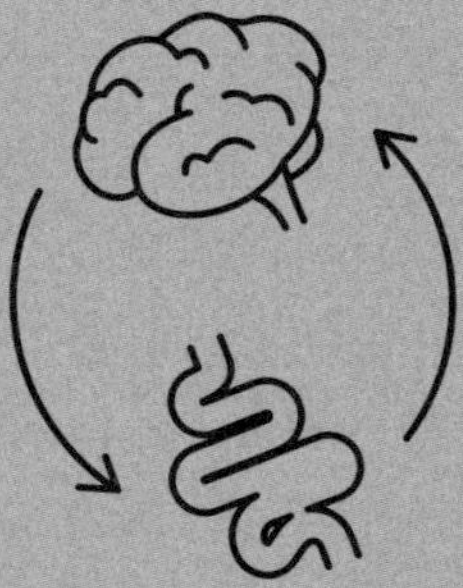

→ Geh zum Arzt, um körperliche Ursachen deiner Symptome auszuschließen.

→ Nutze Do-it-yourself-Tests, um dich selbst zu beobachten.

→ Finde heraus, wie hoch dein Stresslevel ist.

Gründlicher Check-up für den Körper

Wenn du unter verschiedenen körperlichen Symptomen leidest und den Verdacht hast, dass psychische Probleme dahinterstecken, solltest du dich immer zuerst an deinen Hausarzt wenden. Lass dich gründlich durchchecken, damit du ausschließen kannst, dass deine Symptome von einer körperlichen Erkrankung kommen.

ERSTE ANLAUFSTELLE: HAUSARZT

Für einen gründlichen Check-up solltest du am besten zu deinem Hausarzt gehen und dich dort einmal von Kopf bis Fuß untersuchen lassen. Gegebenenfalls wird dabei auch eine Blutuntersuchung veranlasst. Dein Arzt sollte abklären, ob deine Symptome eine körperliche Ursache haben oder ob sie psychosomatisch sind.

Selbst wenn du keine körperlichen Beschwerden hast und deine Symptome ausschließlich psychischer Natur sind, lohnt sich der Gang zum Arzt. Denn es gibt auch organische – sprich: körperliche – Erkrankungen oder Nährstoffmängel, die sich in Form von psychischen Symptomen äußern können. Daher ist es in jedem Fall wichtig, mögliche physische Ursachen abzuklären. Immerhin ist dein Körper dein Resilienzkapital. Seine Gesundheit ist die Grundvoraussetzung dafür, dass es auch deiner Psyche gut gehen kann. Deshalb solltest du niemals zögern, Beschwerden ärztlich abklären zu lassen.

Erkrankungen, die mit psychischen Symptomen einhergehen können

- Allergien
- Diabetes
- Eisenmangel
- Folsäuremangel
- Niereninsuffizienz
- Östrogenmangel
- Schilddrüsenfehlfunktion
- Vitamin-B_{12}-Mangel
- Vitamin-D-Mangel

CHANCEN UND GRENZEN MEDIZINISCHER UNTERSUCHUNGEN

Die typischen Symptome eines Ungleichgewichts der Darm-Hirn-Achse hast du bereits kennengelernt (siehe Seite 84–124). Falls du unter wiederkehrenden Verdauungsbeschwerden leidest, solltest du sichergehen, dass keine körperlichen Ursachen dahinterstecken. Eine ärztliche Untersuchung kann dir hier Klarheit verschaffen. Wenn du beispielsweise ständig unter Durchfall leidest, gehen deinem Körper viele wichtige Nährstoffe verloren, was weitere Symptome nach sich ziehen kann. Umgekehrt können auch ständige Verstopfungen ein Hinweis auf ernste Erkrankungen sein.

Erkrankungen des Hormonsystems, zum Beispiel eine Schilddrüsenüberfunktion oder -unterfunktion, sind meist mithilfe einer Blutuntersuchung zu erkennen. Bezüglich des Blutbilds solltest du dir über eines im Klaren sein: Blutwerte sind immer

eine Momentaufnahme. Das heißt, deine Hormonwerte können im Normbereich liegen, deine Symptome aber trotzdem auf ein Ungleichgewicht zurückzuführen sein, weil deine Blutwerte nicht eins zu eins abbilden, was in den Zellen selbst passiert. Dies ist besonders bei den Sexualhormonen wie Testosteron und Östrogen sowie den Schilddrüsenhormonen der Fall. Sie sind stark vom Spiegel der Stresshormone abhängig, der großen tageszeitlichen Schwankungen unterliegt. Daher ist es nicht immer leicht, eine hormonelle Schieflage aus dem Blutbild abzuleiten. Ein hoher Stresshormonspiegel infolge einer falschen Ernährung oder eines belastenden Tags kann zum Beispiel den TSH-Wert (Schilddrüsenwert) drücken und so eine Schilddrüsenunterfunktion maskieren. Dieses Beispiel zeigt sehr schön, wie wackelig die Aussagekraft von Blutwerten manchmal sein kann. Deshalb ist es wichtig, dass du dich Tag für Tag selbst genau beobachtest.
Dies sind die wichtigsten Untersuchungen, die du in Angriff nehmen solltest, wenn du die Vermutung hast, dass deine Darm-Hirn-Achse aus dem Gleichgewicht geraten ist:

- Check-up beim Hausarzt mit großem Blutbild und Stuhlprobenuntersuchung
- Magen-Darm-Spiegelung beim Gastroenterologen
- Ausschluss eines hormonellen Ungleichgewichts beim Endokrinologen

Symptomtests für zu Hause

Do-it-yourself-Tests können dir helfen herauszufinden, wie hoch dein Stresslevel gerade ist. Sowohl dein Stuhlgang als auch dein Puls geben Hinweise darauf, wie gestresst du im Augenblick tatsächlich bist. Außerdem kannst du dir selbst einen Überblick darüber verschaffen, wie gut du bestimmte Lebensmittel verträgst. Auch das ist sehr wichtig.

WIE HOCH IST DEIN STRESSLEVEL?

Wenn du unter psychischen Symptomen leidest, solltest du unbedingt herausfinden, wie hoch dein Stresslevel gerade ist. Das kannst du mithilfe einiger Stoffwechselparameter problemlos selbst erledigen. Deine Symptome lügen nicht! Du kannst die folgenden Tests regelmäßig wiederholen, um dir bewusst zu machen, wie stark du gerade wirklich unter Stress stehst. Deine Psyche hat ein stressfreies Leben verdient!

HOHER PULS

Deine Pulsfrequenz ist einer der wichtigsten Indikatoren für die Aktivität des Sympathikus. Mit einem erhöhten Puls gewährleistet dein Körper, dass deine Zellen ausreichend mit Sauerstoff und Energie versorgt sind. Ein entspannter Ruhepuls liegt zwischen 60 und 80 Schlägen pro Minute. Kinder und Jugendliche haben einen höheren Ruhepuls zwischen 80 und 100 Schlägen pro Minute. Liegt dein Ruhepuls dauerhaft über 80, ist das ein

Indiz dafür, dass dein Stresslevel scheinbar sehr hoch ist. Je höher dein Puls, desto stärker stehst du unter Strom. Ein hoher Puls ist ein Zeichen dafür, dass sich der Körper im Überlebensmodus befindet. Der Puls geht nach oben, damit der Körper gut auf Kampf oder Flucht vorbereitet ist. Ein chronisch aktiver Sympathikus schadet allerdings dem Herz-Kreislauf-System. Der Ruhepuls ist aber nicht der einzige Indikator für den Stresslevel und sollte immer zusammen mit anderen Faktoren betrachtet werden, denn jedes Organ wird von eigenen Fasern des Vagusnervs versorgt – auch Herz und Darm. Ist der Puls entspannt, heißt das leider nicht, dass es auch dem Darm gut geht.

So misst du deinen Ruhepuls

Am besten misst du morgens direkt nach dem Aufwachen. Willst du tagsüber messen, solltest du vorher mindestens 10 Minuten entspannt sitzen oder liegen:

- Lege deinen Arm locker ab. Gib Zeige- und Mittelfinger an die Innenseite des freien Handgelenks (nicht direkt auf die Mitte, sondern etwas zur Daumenseite verschoben), wo du den Puls spüren kannst.
  Zähle 60 Sekunden lang die Herzschläge. Dies ist dein Ruhepuls. Du kannst auch an der Halsschlagader messen. Benutze für die Pulsmessung nie den Daumen, er hat einen starken eigenen Puls.
- Mit Smartwatch oder Fitnesstracker ist es noch einfacher: Die Regeln für den Zeitpunkt der Messung sind die gleichen, aber du musst deinen Ruhepuls nur noch vom Display ablesen.

GEWICHTSPROBLEME

Wer unter Stress steht, schüttet dauerhaft mehr Cortisol aus als normal. Dies schlägt sich vor allem im Körpergewicht nieder. Wenn du Probleme hast, dein Gewicht zu halten, kann dies auf Stress zurückzuführen sein. Cortisol verlangsamt den Stoffwechsel, da die Energiereserven im Überlebensmodus an anderer Stelle benötigt werden (siehe Seite 69). Dadurch bildet die Schilddrüse weniger Hormone. Gleichzeitig wird das Hungergefühl stärker und es kommt zu einer vermehrten Einlagerung von Fett am Bauch, um einem möglichen Energiemangel entgegenzuwirken. Eine verstärkte Cortisolausschüttung aufgrund von Stress kann also für verschiedene unerwünschte Symptome sorgen und Gewichtsprobleme können ein Zeichen für ein hohes Stressniveau sein. Das Gleiche gilt im Übrigen für eine ungünstige Zusammensetzung der Darmbakterien. Auch sie kann Gewichtsprobleme begünstigen.

SCHLAFSTÖRUNGEN

Menschen mit normalem Stresslevel kennen Schlafstörungen weniger. Dass du mal nicht einschlafen kannst, ist ganz normal, zum Beispiel nach einem Wochenende, an dem du später ins Bett gegangen bist. Dein Biorhythmus ist sehr empfindlich und deshalb ist es wichtig, dass du deinen normalen Schlafrhythmus auch am Wochenende beibehältst. Wenn du regelmäßig schlecht einschläfst, wenn du Durchschlafschwierigkeiten hast oder schon lange vor dem Wecker aufwachst, ist das allerdings nicht normal. Es sind Anzeichen dafür, dass deine Nebennieren auf Hochtouren arbeiten, was die Wirkung des Schlafhormons hemmt. Wenn sich dein Stresslevel normalisiert hat, erkennst du das daran, dass du wieder viel besser schläfst.

LIBIDOVERLUST

Die Libido ist bei den Menschen unterschiedlich stark ausgeprägt. Auch sie ist ein wichtiger Indikator für dein Stressniveau und deine psychische Gesundheit. Wenn sich dein Körper im Überlebensmodus befindet, verschwindet auch die Lust auf Sex. Das ist höchst verständlich, denn ein Körper, der unter chronischem Stress steht und bei dem die Nebennieren nonstop Cortisol produzieren, hat keine Zeit für die Fortpflanzung. Er ist zunächst einmal darum bemüht, sein Überleben zu sichern. Deine Libido ist daher ein wichtiges Indiz, das dir verrät, ob alles im Lot ist. Erst wenn der Stress nachlässt, kehrt auch der natürliche innere Antrieb wieder zurück.

DIE FRAGE NACH DEM STUHL

Wenn du es bislang nicht gemacht hast, solltest du unbedingt damit anfangen, das Ergebnis deine Toilettengänge genauer zu beobachten. Leider schämen sich viele Menschen immer noch zu sehr, über dieses Thema zu sprechen. Dabei steht fest: Jeder Mensch hat Stuhlgang und es gibt einen guten Grund, deine Scham zu überwinden, denn dein Stuhl ist ein ausgezeichneter Indikator für deinen Stresslevel. Gerade im Zusammenhang mit psychischen Symptomen wird die Bedeutung des Stuhls leider immer noch unterschätzt. Immerhin ist er das Endprodukt deiner Verdauungsprozesse und hängt dadurch unmittelbar von der Aktivität deines Stresssystems und der Kommunikation deiner Darm-Hirn-Achse ab.

Bevor ich dir die wichtigsten möglichen Stuhlmerkmale präsentiere, solltest du zunächst wissen, woraus dein Stuhl besteht. Dein Stuhl verfügt über einen flüssigen und einen festen Anteil. Der größte Teil ist flüssig und einfach nur Wasser. Im Normalfall sind es rund 100 Milliliter Flüssigkeit täglich, die auf diese Weise ausgeschieden werden. Der feste Bestandteil setzt sich aus drei Teilen zusammen:

- unverdauten Pflanzenfasern – und je mehr Gemüse du isst, desto größer ist das Volumen deines Stuhls
- Bakterien, die ihre Aufgabe erfüllt haben und nach getaner Arbeit deinen Körper verlassen
- vielen weiteren Stoffen, die dein Körper nicht mehr braucht und loswerden möchte

Um herauszufinden, welchem Stress dein Körper ausgesetzt ist, wie es deinen Darmbakterien geht und wie gut du die Lebensmittel verträgst, die du verzehrst, solltest du die folgenden fünf Merkmale im Blick behalten:

- **Welche Farbe hat dein Stuhl?** Ein gesunder Stuhl ist braun bis gelbbraun. Alles andere deutet auf Ungereimtheiten hin. So kann sehr hellbrauner bis gelber Stuhl beispielsweise auf eine Dysbalance der Darmbakterien hinweisen. Bei rotem (Ausnahme: du hattest am Vortag Rote Bete), schwarzem oder grauem Stuhl solltest du dich auf jeden Fall beim Arzt vorstellen und abchecken lassen, ob alles in Ordnung ist.
- **Wie ist die Konsistenz deines Stuhls?** Die Beschaffenheit deines Stuhls gibt Aufschluss darüber, wie schnell die Nahrung durch deinen Darm transportiert wird. Ist dein Stuhl eher trocken und klumpig, deutet das auf eine Verstopfung hin: Der Stuhl war sehr lange im Darm. Vielleicht hast du auch wenig getrunken oder du

warst sehr wütend oder traurig. Anders sieht es bei Durchfall aus. Durchfall tritt typischerweise auch dann auf, wenn du enorm unter Stress stehst und Angst hast.

- **Wie riecht dein Stuhl?** Wenn dein Stuhl stark beißend riecht, ist das ein Zeichen für eine erhöhte Bildung von Ammoniak. Dann solltest du mehr Ballaststoffe zu dir nehmen. In einem gesunden Darm wird Ammoniak nämlich umgewandelt. Riecht dein Stuhl nach faulen Eiern? Das kann passieren, wenn du schwer verdauliche Lebensmittel gegessen hast und Fäulnisprozesse beginnen. Riecht dein Stuhl sauer, solltest du dringend auf Begleitsymptome wie Veränderungen seiner Farbe oder seiner Konsistenz achten. Riecht dein Stuhl regelmäßig sauer, solltest du unbedingt mehr pflanzliche Lebensmittel essen. Saurer Stuhl ist ein Zeichen dafür, dass du es mit den tierischen Proteinen übertrieben hast.
- **Wie verhält sich dein Stuhl?** Schwebt dein Stuhl im Wasser der Toilette langsam zu Boden, ist das ein gutes Zeichen. Es heißt, dass die Darmbakterien ihre Arbeit machen, du genug Ballaststoffe zu dir nimmst und sich kleine Gasbläschen im Stuhl befinden. Er sollte nicht direkt auf den Boden der Toilette sinken, denn das deutet darauf hin, dass noch Nahrungsbestandteile enthalten sind, die nicht richtig verdaut wurden. Vielleicht warst du in letzter Zeit oft nervös? Oder hattest du keine Zeit zum Kauen?
- **Wie oft hast du Stuhlgang?** Auch die Häufigkeit der Stuhlentleerungen kann Aufschluss darüber geben, wie hoch dein Stresslevel gerade ist. Als normal gilt eine Spanne zwischen dreimal täglich und dreimal wöchent-

lich. Wenn du öfter als dreimal am Tag auf Toilette musst oder die Häufigkeit deutlich von deiner persönlichen Normalfrequenz abweicht, spricht das dafür, dass du sehr nervös bist und unter großer Anspannung stehst. Wenn du umgekehrt nur sehr selten Stuhlgang hast, also seltener als alle drei Tage, liegt das wahrscheinlich daran, dass du zu wenig Ballaststoffe isst oder gerade oft traurig bist.

Mood & Poop

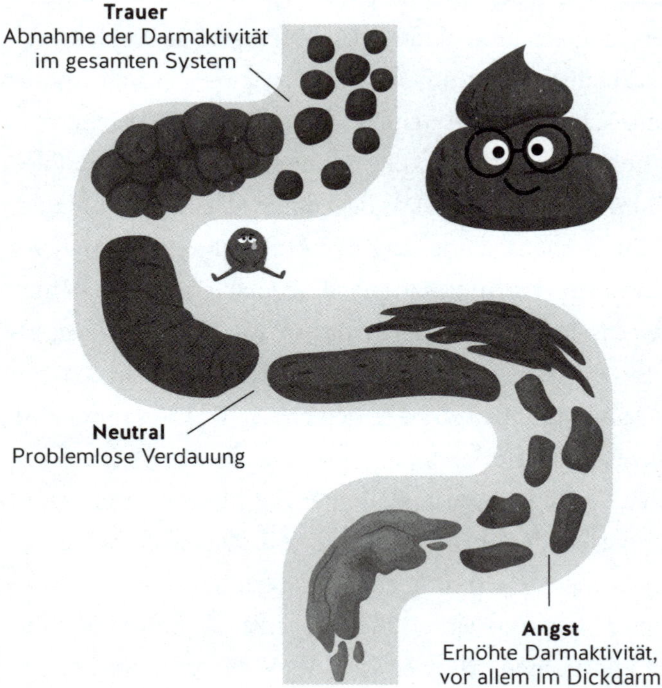

Ist dein Stuhlgang sehr unregelmäßig oder die Konsistenz häufig zu hart oder zu weich, scheint dein Stresslevel sehr hoch zu sein. Wenn du deine Ernährungs- und Lebensgewohnheiten veränderst, wird sich das wieder bessern.
Übrigens: Auch Blähungen verraten, wie gut es deinen Darmbakterien geht. Es ist ganz normal, dass man ab und zu pupsen muss. Doch wenn du ständig das Gefühl hast, Luft im Bauch zu haben, könnte das daran liegen, dass du bestimmte Lebensmittel nicht verträgst oder gerade sehr gestresst bist.

TESTS FÜR ZU HAUSE

Seit einigen Jahren werden teure Stuhlanalysen beworben, die du ganz einfach daheim machen kannst, um die Zusammensetzung deiner Darmbakterien zu ermitteln. Das Problem ist, dass sie nicht so aufschlussreich sind, wie viele es sich erhoffen. Du kannst natürlich gern einen solchen Selbsttest machen. Allerdings sind diese Tests eine Momentaufnahme, genau wie die Blutuntersuchungen. Das liegt daran, dass dein Stuhl und seine Zusammensetzung stark davon abhängen, wie du dich am Tag zuvor ernährt hast. Deine Darmbakterien passen ihre Stoffwechselaktivität immer an das an, was du zuletzt gegessen hast. Bislang ist auch noch nicht abschließend geklärt, was einzelne Kombinationen zu bedeuten haben. Da ist es unmöglich, Schlüsse daraus zu ziehen.
Um den Gesundheitszustand deiner Darmbakterien bewerten zu können, solltest du lieber auf deine Stuhlgewohnheiten achten. Neben der Zusammensetzung der Darmbakterien und ihrer Stoffwechselprodukte können auch einige im Stuhl messbare Parameter Hinweise auf das Vorliegen eines *leaky gut* geben. Dazu zählen Proteine wie Zonulin und I-FABP. Aber auch

Selbsttest: Wie hoch ist dein Stresslevel?

- ☐ Liegt dein Puls dauerhaft über 80 Schlägen pro Minute?
- ☐ Hast du keine Lust mehr auf Sex?
- ☐ Schläfst du oft weniger als sechs Stunden?
- ☐ Wachst du schon lange vor deinem Wecker auf?
- ☐ Kannst du abends nicht einschlafen?
- ☐ Hast du Schwierigkeiten mit dem Durchschlafen?
- ☐ Fällt es dir schwer, dein Gewicht zu halten, obwohl du regelmäßig Sport machst und dich gesund ernährst?
- ☐ Hast du oft Verdauungsprobleme?
- ☐ Hast du häufig Durchfall, Verstopfungen oder beides?
- ☐ Leidest du oft unter Blähungen?
- ☐ Hast du einen unregelmäßigen Zyklus?

Auswertung: Wenn du mehrere dieser Fragen mit »Ja« beantworten musst, ist dein Stresslevel ziemlich hoch. In diesem Fall solltest du unbedingt einen Gang herunterschalten und alles dafür tun, deine Belastung zu reduzieren und deinen Stresslevel wieder zu normalisieren. Sonst kann es sein, dass es deiner Psyche oder deinem Darm bald an den Kragen geht.

hier gilt: Zu Hause durchgeführte Tests sind immer mit Vorsicht zu genießen! Wenn du testen lassen möchtest, ob dein Darm besonders durchlässig ist, solltest du dafür einen Termin beim Arzt vereinbaren.
Ähnlich sieht es bei Selbsttests auf Cortisol aus. Die Speicheltests sind zwar nicht völlig nutzlos, aber sie sind noch stärker an den Moment gebunden als normale Blutuntersuchungen beim Arzt. Im Gegensatz zu den Bluttests messen Speicheltests nämlich nur das freie Cortisol, das wirksam ist, nicht die gebundenen Hormone. Ein sinnvolles Ergebnis erhältst du nur, wenn du dich über einen längeren Zeitraum jeden Tag zur gleichen Zeit testest.
Um dein Stressniveau zu bestimmen, entscheiden aber letztlich immer die Symptome, die ich dir oben vorgestellt habe und die du am besten durch aufmerksame Selbstbeobachtung überwachst. Deine Symptome lügen nicht!

AUF DEN PUNKT GEBRACHT

→ Geh auf jeden Fall zum Arzt und lass dich gründlich durchchecken, wenn du Symptome hast.

→ Es gibt viele körperliche Erkrankungen, die auch mit psychischen Symptomen einhergehen.

→ Eine aufmerksame Selbstbeobachtung ist wichtig, um festzustellen, wie gestresst du bist.

→ Dein Stuhl verrät dir nicht nur etwas über mögliche Lebensmittelunverträglichkeiten, sondern auch über dein Stressniveau.

→ Denke bei Selbsttests zur Bestimmung des Hormonstatus oder der Zusammensetzung der Darmbakterien stets daran, dass sie nur eine Momentaufnahme liefern.

Die Nervennahrungsmethode

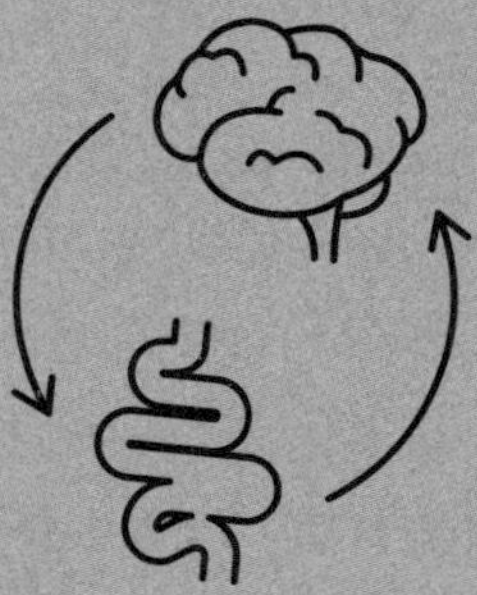

→ Du bist bereit, deine schlechten Gewohnheiten abzulegen? Herzlichen Glückwunsch, dann kannst du bald als Nervennahrungsexperte durchstarten!

→ Deine Entscheidung für die Nervennahrungsmethode wird nicht nur deine Darmbakterien freuen.

→ Hier findest du alles über die drei Elemente der Nervennahrungsmethode: Ernährung, Bewegung und gesunde Lebensgewohnheiten.

Mach deine Psyche stark

Mal ehrlich? Es sollte keine Überraschung sein, dass die westliche Ernährung mit Pizzas, Burgern, Softdrinks und Süßigkeiten alles andere als perfekte Lebensbedingungen für deine Darmbakterien bietet. Auch viele unserer Lebensgewohnheiten machen die Sache nicht besser. Dass deine Psyche darunter am meisten leidet, ist dir inzwischen klar. Deshalb lass uns anfangen und etwas dagegen tun!

ERNÄHRUNG, DIE DEINER PSYCHE GUTTUT

Wenn du das Wachstum der guten Darmbakterien fördern willst, ist der wichtigste Schritt dabei die Wiederherstellung des Ökosystems des Darms. Damit die Bakterien überleben und sich vermehren können, brauchen sie auch die entsprechende Nahrung. Es nützt nichts, irgendwelche Bakteriencocktails (Probiotika) zu schlucken, wenn deine Darmbakterien nichts zu futtern haben. Denn natürlich hat es seine Gründe, wenn bestimmte Bakteriengattungen abgestorben sind, und die liegen meist in einer falschen Ernährung.

MEHR (ALS) BALLASTSTOFFE

Damit deine Darmbakterien ihren Aufgaben nachkommen und genügend Botenstoffe produzieren können, solltest du anfangen, genügend Ballaststoffe zu essen. Viele Menschen machen sich Sorgen, dass sie zu wenig Eiweiß essen, dabei sollten sie sich lieber um ihre Ballaststoffaufnahme sorgen. Noch vor hundert Jahren verzehrten die Menschen mindestens 70 Gramm davon am Tag. Heute schafft der Großteil der Bevölkerung nicht einmal mehr die Mindestempfehlung der Deutschen Gesellschaft für Ernährung von 30 Gramm täglich. Im Durchschnitt verzehrt jeder Deutsche nur noch 18 Gramm Ballaststoffe am Tag. Das hat nicht nur Folgen für die Darmbakterien, sondern auch für die Darmmuskulatur.

Was genau sind Ballaststoffe? Ballaststoffe sind unverdauliche Nahrungsfasern, deren Bezeichnung ausgesprochen irreführend ist. Ihr Name rückt sie in ein völlig falsches Licht. Viele wissen nicht, dass man die Ballaststoffe sogar zu den Hauptnährstoffen des Menschen zählt – und dafür gibt es einen guten Grund. Obwohl ihnen die Zellen deines Körpers auf den ersten Blick nicht viel abgewinnen können, sind sie für die Darmbakterien ein wahres Festmahl. Wenn sich die Mikroben daran satt gegessen haben, scheiden wir die Nahrungsfasern über den Stuhl einfach wieder aus. Das Gute daran: Sie binden Schadstoffe. Gebunden an die Ballaststoffe, werden sie so auf clevere Weise aus dem Körper eliminiert. Das heißt, dass Ballaststoffe die körpereigenen Zellen und auch die Nerven vor Stress schützen. So unnütz sind sie also nicht!

Vor allem für deine Darmbakterien spielen Ballaststoffe eine besondere Rolle. Einige von ihnen werden sogar als Präbiotika bezeichnet, was so viel heißt wie »Voraussetzung für das Leben«. Sie dienen den Mikroben nämlich nicht nur als Nahrung, sondern auch als Ausgangsmaterial für die Produktion kurzkettiger Fettsäuren. Kurzkettige Fettsäuren werden vor allem von Laktobazillen und Bifidobakterien gebildet und sind für deine psychische Gesundheit wichtig.

Die Bedeutung der kurzkettigen Fettsäuren im Zusammenhang mit Depressionen habe ich bereits erkärt (siehe Seite 90–93). Allerdings ist Butyrat nicht die einzige kurzkettige Fettsäure mit Auswirkungen auf Gehirn und Psyche. Neben Butyrat (Buttersäure) stellen die Darmbakterien auch Propionat (Propionsäure) und Acetat (Essigsäure) her. Dafür werden bestimmte Ballaststoffe von den Darmbakterien fermentiert. Die kurzkettigen Fettsäuren dienen in erster Linie den Darmzellen als Nahrung und fördern nachweislich deren Schleimproduktion. Kurzkettige Fettsäuren stärken also die Darmschleimhaut, was einem *leaky gut* entgegenwirkt. Außerdem interagieren sie mit den Rezeptoren der Darmzellen und unterstützen so die Signalübertragung bei der Informationsübermittlung ans Gehirn, indem sie die Bildung von Darmhormonen wie Glucagon-like Peptide 1 und Peptid YY, die zur Sättigung beitragen, und Neurotransmittern wie GABA und Serotonin fördern.
Kurzkettige Fettsäuren liefern übrigens rund 2 Kalorien pro Gramm Ballaststoff. Damit liefern Ballaststoffe entgegen der Annahme vieler auch Energie und spielen so eine wesentlich wichtigere Rolle für den Körper als häufig angenommen.

WISSEN TO GO

Die drei kurzkettigen Fettsäuren werden hauptsächlich aus Ballaststoffen hergestellt, können aber auch aus Aminosäuren gemacht werden. Aminosäuren sind die Bausteine, aus denen Eiweiß (Protein) besteht. Allerdings nutzen weniger als 1 Prozent der Darmbakterien diesen Stoffwechselweg zur Produktion der kurzkettigen Fettsäuren. Er ist ineffizient.

Die kurzkettigen Fettsäuren dienen zwar in erster Linie den Darmzellen als Energiesubstrat. Trotzdem bleiben ein paar von ihnen übrig, die schließlich in den Blutkreislauf gelangen. Sie können Einfluss auf verschiedene Organe nehmen, auch auf das zentrale Nervensystem. Kurzkettigen Fettsäuren spielen damit eine entscheidende Rolle beim Miteinander von Darmbakterien, Darm und Gehirn. Es wird sogar angenommen, dass sie wesentlichen Anteil an der Aufrechterhaltung der Blut-Hirn-Schranke haben. Wieder gaben Studien mit keimfreien Mäusen den Hinweis, da diese eine besonders durchlässige Blut-Hirn-Schranke hatten. Sobald man ihnen Bakterien zuführte, konnte die Funktion der Blut-Hirn-Schranke wiederhergestellt werden.
Damit nicht genug: Ein weiterer Grund, wieso du künftig mehr Ballaststoffe essen solltest, ist der positive Einfluss der kurzkettigen Fettsäuren auf das Neurotransmittersystem und damit auf deine Stimmung. Acetat zum Beispiel soll in der Lage sein, die Neurotransmitterkonzentration von Glutamat und GABA im Hypothalamus zu verändern. Butyrat hingegen soll eine antidepressive Wirkung besitzen. Zwar stammen die meisten dieser Erkenntnisse aus Studien mit Tieren. Es gibt aber auch Untersuchungen mit Menschen, die diese Ergebnisse unterstreichen. Klinische Studien zeigen, dass die Konzentration von kurzkettigen Fettsäuren im Stuhl von Patienten mit Depressionen niedriger ist als bei der Kontrollgruppe. Das Gleiche gilt für Patienten mit Reizdarmsyndrom.
Darüber hinaus regulieren die kurzkettigen Fettsäuren die Bildung von zwei wichtigen Enzymen, die an der Produktion von Serotonin sowie von Dopamin, Noradrenalin und Adrenalin beteiligt sind. Enzyme sind wichtige Katalysatoren, welche die Produktion vieler Substanzen im Körper beschleunigen.

Die Produktion kurzkettiger Fettsäuren

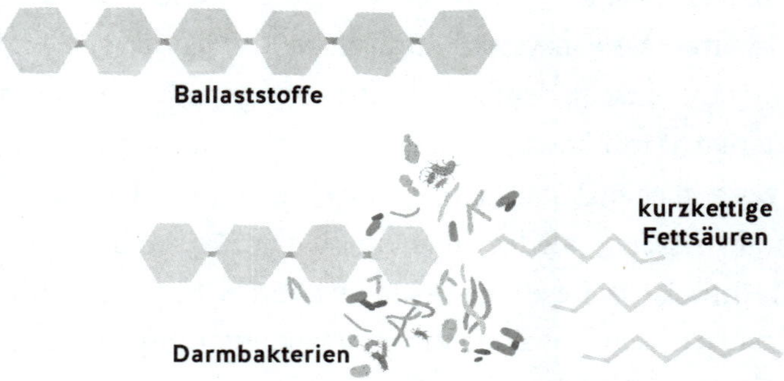

Ballaststoffe dienen den Darmbakterien als Ausgangsmaterial zur Bildung kurzkettiger Fettsäuren.

Auch die Dreiecksbeziehung zwischen Darm, Gehirn und Nebennieren steht unter dem Einfluss kurzkettiger Fettsäuren. Es gibt Indizien dafür, dass sie die Cortisolantwort bei Stress und damit auch die Reaktionsbereitschaft der Stressachse dämpfen. Dies konnte eine Untersuchung mit Männern zeigen, die eine Woche lang entweder Ballaststofftabletten oder Placebos einnahmen. Die Tabletten enthielten einen Ballaststoff namens Arabinoxylan, der in den Zellwänden von pflanzlichen Lebensmitteln wie Getreide vorkommt. Auch die Behandlung von Mäusen mit ballaststoffreichem Futter hatte antidepressive und angstlösende Wirkungen, die mit einer geringeren Cortisolausschüttung, niedrigeren Entzündungsparametern und Veränderungen im Hypothalamus sowie einer positiven Verhaltensänderung einhergingen.

Da du nun weißt, weshalb Ballaststoffe für deine Psyche so wichtig sind, stellt sich die Frage, worin sie enthalten sind. Grundsätzlich werden Ballaststoffe in zwei Gruppen eingeteilt. Es wird zwischen löslichen und unlöslichen Ballaststoffen unterschieden. Lösliche Ballaststoffe besitzen eine hohe Quellfähigkeit, weil sie in der Lage sind, Wasser zu binden. Dadurch vergrößern sie einerseits das Stuhlvolumen, trainieren andererseits aber auch die Darmmuskulatur. Außerdem verkürzen sie die Darmpassage, was die Frequenz deiner Toilettenbesuche erhöhen kann. In einer klinischen Studie reduzierte die Kombination von Frukto- und Galaktooligosacchariden (Mehrfachzuckern aus Frucht- und Milchzucker), die zur Gruppe der löslichen Ballaststoffe zählen, nachweislich die Symptome von Depressionen und führte zu einer Verbesserung der Serotoninausschüttung sowie einer Erhöhung der Konzentration von BDNF im Gehirn, das für die Neuverknüpfung von Synapsen von entscheidender Bedeutung ist.

Die unlöslichen Ballaststoffe besitzen ebenfalls die Fähigkeit, Wasser zu binden. Mit einem Unterschied: Sie können eine gelartige Schutzschicht bilden. Dies kann dazu führen, dass manche Nährstoffe schlechter oder gar in geringeren Mengen aufgenommen werden. Betroffen sind Kohlenhydrate und Fette sowie Mineralstoffe und Spurenelemente. Wenn Ballaststoffe die Aufnahme von Kohlenhydraten bremsen, hat das den Vorteil, dass der Blutzuckerspiegel langsamer ansteigt.

Während die Darmbakterien die löslichen Ballaststoffe fast vollständig fermentieren, werden die unlöslichen nicht oder nur unvollständig vergoren. Obwohl die Wirkung der löslichen Ballaststoffe größer ist und nur sie die Produktion der kurzkettigen Fettsäuren erhöhen, dienen beide dem Mikrobiom. Denn manche Darmbakterien wie *Ruminococcus* und *Fibrobacter* haben eine Vorliebe für unlösliche Ballaststoffe und erhöhen ebenfalls die Vielfalt des Mikrobioms. Im Allgemeinen fördern Ballaststoffe vor allem die Aktivität der Bifidobakterien.

Noch ein Tipp: Wenn du bislang eher ballaststoffarm gegessen hast, solltest du es langsam angehen und dich jede Woche ein wenig steigern. Sonst besteht akute Pupsgefahr! Außerdem solltest du deine tägliche Trinkmenge erhöhen. Gerade die löslichen Ballaststoffe saugen sich voll und es drohen hartnäckige Verstopfungen, wenn du nicht auch mehr trinkst.

Gesunde Ballaststoffe und wo du sie findest

Lösliche Ballaststoffe	
Inulin	Chicorée, Pastinake, Topinambur, Spargel, Artischocke
Pektin	Äpfel, Aprikosen, Karotten, Kirschen, Quitten
Beta-Glukan	Backhefe, Gerste, Haferflocken
Psyllium	Flohsamen(-schalen)
Hemicellulose	Flohsamenschalen, Weizenkleie
Fruktooligosaccharide (FOS)	Zwiebeln, Chicorée, Lauch, Knoblauch, Spargel, Artischocken, Ananas, Weintrauben, Mango, gelbe Pfirsiche
Galaktooligosaccharide (GOS)	Kuhmilch, Erbsen, Kichererbsen, Bohnen, Linsen, Kohl
Unlösliche Ballaststoffe	
Cellulose	Vollkornmehl, Haferkleie, Weizenkleie
Lignin	Gerste, Haferflocken, Roggen, Weizen
Resistente Stärke	gekochte und abgekühlte Kartoffeln, Hülsenfrüchte, Mais, Reis, grüne Bananen

WIE ES MIR GING

Die schrittweise Umstellung war wichtig für meinen Darm

Als ich anfing, meine Ernährung umzustellen, tat ich das Schritt für Schritt. Das ist wichtig, denn der Darm braucht Zeit, um sich an eine neue Ernährungsweise zu gewöhnen. Er mag es gar nicht, wenn man plötzlich ganz andere Dinge verzehrt als üblich. Die Darmbakterien sind zwar in der Lage, sich an neue Essgewohnheiten anzupassen, und das war in Zeiten ohne Kühlschränke durchaus von Vorteil. Aber gerade an eine Erhöhung des Ballaststoffanteils sollten sie nur langsam herangeführt werden. Ich empfehle dir deshalb, dir Zeit zu lassen. Du kannst nach und nach immer mehr wohltuende Lebensmittel in deinen Speiseplan einbauen und immer mehr ungute Nahrungsmittel streichen.

Da die Darmbakterien einen großen Teil zur Neurotransmitterproduktion beitragen, solltest du unbedingt anfangen, genügend Ballaststoffe zu verzehren. Sie sind eine kostbare Nahrung, mit der es deiner Psyche viel besser geht. Und weil Ballaststoffe nicht nur in vielen verschiedenen Gemüsesorten, sondern auch in Vollkornprodukten, Obst und Hülsenfrüchten enthalten sind, kannst du sie auch in vielen verschiedenen Variationen zu dir nehmen – kalt oder warm, roh oder gedünstet, gekocht und blanchiert. Je bunter und vielfältiger der Inhalt deines Tellers, desto besser für deine Mikroben.
Übrigens: Pflanzenschutzmittel schaden auch den Bakterien in deinem Darm, schließlich haben sie die Aufgabe, Pflanzen vor Bakterien zu schützen. Daher rate ich dir, beim Einkauf von Obst und Gemüse besser zu Bioprodukten zu greifen.

NERVENNAHRUNGSTIPP **Baue nach und nach mehr Ballaststoffe in deinen Speiseplan ein. Ballaststoffe findest du in erster Linie im Gemüse. Vergiss dabei nicht, auch ausreichend Wasser zu trinken. Steigere deine Gemüsemenge über mehrere Tage auf mindestens 400 Gramm, um deinen Darm und deine Darmbakterien nicht zu überfordern. Wenn du Verstopfungen oder starke Blähungen bekommst, solltest du die Menge ein paar Tage nicht steigern. Iss abends lieber gedünstetes oder gegartes Gemüse, da Rohkost schwer verdaulich ist.**

FERMENTIERTE ODER MILCHSAURE NAHRUNGSMITTEL

Ohne etwas davon mitzubekommen, nimmst du tagtäglich Millionen von Bakterien zu dir. Du hast richtig gehört! Du verzehrst jeden Tag lebende Bakterien. Sie kommen ganz natürlich in und auf fast allen rohen Nahrungsmitteln vor. Einige von ihnen überleben sogar das Kochen.

Dies ist jedoch kein Grund zur Sorge, denn nur ein winziger Teil dieser Bakterien überlebt den Angriff deiner Magensäure. Nur diejenigen, die das saure Milieu des Magens überstehen, können es bis in den Darm schaffen. Die Magensäure hat also die Aufgabe, unerwünschte Keime abzutöten, damit die »guten« Darmbakterien nicht durch »schlechte« Mikroorganismen ersetzt werden. Doch was sind überhaupt »gute« Bakterien?

- Gute Bakterien verteidigen deinen Darm und räumen nicht freiwillig das Feld. Sie kämpfen, wenn unerwünschte Bakterien versuchen, sie zu verdrängen.

- Gute Bakterien leben in Symbiose mit dir. Ihr habt gewissermaßen einen Pakt geschlossen: Sie versorgen dich mit Vitaminen, Neurotransmittern und kurzkettigen Fettsäuren. Dafür stellst du im Gegenzug genügend Nahrung für sie bereit.
- Gute Bakterien sind Probiotika. Probiotische Bakterien sind keine Egoisten. Sie kümmern sich liebevoll um deinen Darm und damit auch um deine Psyche, indem sie kurzkettige Fettsäuren produzieren. In einem gesunden Darm tummeln sich viele probiotische Bakterien.

Die Probiotika hast du bereits im Zusammenhang mit den Bakteriencocktails kennengelernt (siehe Seite 56). Das Faszinierende daran ist, dass die meisten Menschen schon ihr Leben lang natürliche Probiotika zu sich nehmen, ohne es zu wissen. Dies gilt mit Sicherheit auch für dich. Oder hast du etwa noch nie Joghurt, Käse oder saure Gurken gegessen?
Fermentierte oder milchsauer eingelegte Lebensmittel haben eine stark gesundheitsfördernde Wirkung auf deinen Darm. Denn auch sie enthalten lebende Bakterien, vor allem Laktobazillen und Bifidobakterien, weshalb viele von ihnen als natürliche Probiotika gelten. Obwohl die enthaltenen Bakterien nicht dauerhaft Bestandteil deines Mikrobioms werden, wenngleich das oft behauptet wird, unterstützen sie die Aufrechterhaltung der Vielfalt der Darmbakterien. Da die bakterielle Vielfalt im Darm von großer Bedeutung ist, solltest du ab sofort regelmäßig natürliche Probiotika essen. Damit tust du auch deiner Psyche einen riesigen Gefallen. Denn sowohl die enthaltenen Bakterien als auch die kurzkettigen Fettsäuren und weitere gesunde Substanzen helfen ihr dabei, gesund zu bleiben.

DENKFEHLER! **Viele Menschen glauben, wenn sie einmal vorübergehend Probiotika in Form von Kapseln oder Getränken zu sich nehmen, ist die Darmwelt wieder in Ordnung. Ein Irrtum, denn bis heute ist nicht abschließend geklärt, ob die enthaltenen Bakterien auch wirklich im menschlichen Darm ankommen. Obwohl Probiotika oft Milliarden Bakterien enthalten, überleben die wenigsten davon die Magensäure und den Verdauungsprozess. Es gibt bislang kaum Beweise dafür, dass kommerziell angebotene Probiotika es tatsächlich bis in den Darm schaffen. Zudem scheint ihre Wirksamkeit sehr individuell und von der Zusammensetzung der vorhandenen Darmbakterien abhängig zu sein. Es bleibt also offen, wie sinnvoll die Einnahme oft sehr teurer Probiotika ist und ab wann ein gezielter Einsatz bei psychischen Erkrankungen in Form von Psychobiotika möglich sein wird (siehe Seite 57).**
Eines kannst du dir aber auf jeden Fall merken: Deine Ernährungsgewohnheiten sind für ein intaktes Mikrobiom und die Vermehrung der erwünschten Darmbakterien von sehr viel größerer Bedeutung. Sie sind der entscheidende Faktor, damit deine Darmbakterien überleben. Je nachdem, wie du dich ernährst, können sich bestimmte Gattungen vermehren und Metaboliten wie Neurotransmitter produzieren.

Die Fermentierung ist eine der ältesten Methoden zur Haltbarmachung von Lebensmitteln. Dafür werden Lebensmittel mit helfenden Bakterien, Edelschimmelpilzen oder Hefen geimpft. Während der Fermentation wandeln die Mikroorganismen

einen Teil der in den Lebensmitteln enthaltenen Kohlenhydrate in Säuren um. Dadurch verändert sich der pH-Wert und damit auch ihre Haltbarkeit. Außerdem entstehen gesundheitsfördernde Substanzen wie konjugierte Linolsäure, GABA, Vitamine und kurzkettige Fettsäuren (siehe Seite 147–150).
Damit ist die Fermentation nicht nur das älteste Verfahren zur Haltbarmachung von Lebensmitteln, sondern auch das gesündeste! Mehreren Studien zufolge senkt der regelmäßige Verzehr das Risiko, an Depressionen zu erkranken. Vor allem fermentierte Milchprodukte wie Käse und Joghurt liefern hier umwälzende Ergebnisse. Es gibt vielversprechende Studienergebnisse, wonach fermentierte Milchprodukte die Gehirnfunktion beeinflussen können, indem sie die Vielfalt des Mikrobioms verbessern. Außerdem sollen sie Entzündungen abbauen und das Neurotransmittersystem positiv beeinflussen. Es wird vermutet, dass natürliche Probiotika die Reaktionen der Stressachse dämpfen und den GABA-Rezeptor verändern, sodass GABA wieder besser wirken kann. Eine finnische Studie zeigte, dass der regelmäßige Verzehr von nicht fermentierten Lebensmitteln im Vergleich zum Verzehr vieler fermentierter Milchprodukte mit einem doppelt so großen Depressionsrisiko verbunden ist. Sogar der Einfluss von fermentierten Milchprodukten auf die Gehirnaktivität konnte nachgewiesen werden – allerdings nur in den Fällen, in denen sie auch zusammen mit dem Cocktail aus den Bakterienarten verzehrt wurden, die für den Fermentationsprozess eingesetzt worden waren. Dies reduzierte die Aktivität der Hirnareale, in denen negative emotionale Gesichtsausdrücke verarbeitet werden.
Es gibt da noch eine Sache, die du über natürliche Probiotika wissen solltest: Noch vor hundert Jahren enthielt Joghurt eine

größere Vielfalt von Bakterien. Industrialisierung und moderne Sicherheitsvorkehrungen haben die Herstellung verändert. Heute wird die Milch bereits kurz nach dem Melken und noch vor der Weiterverarbeitung erhitzt, sodass sie keimfrei ist. Oder sie wird zuerst fermentiert und anschließend erhitzt, um die Haltbarkeit zu erhöhen. Schade um Laktobazillen und Bifidobakterien! Obwohl die modernen Lebensmittelherstellungsgesetze die Zahl der Bakterien, die zur Fermentation verwendet werden dürfen, stark begrenzt haben, hat jedes fermentierte Lebensmittel noch seine eigene Bakterienzusammensetzung. Dies kommt deinen Darmbakterien zugute: Studien belegen eine Erhöhung der Mikrobenvielfalt durch den Genuss fermentierter Lebensmittel. Da beispielsweise jeder Joghurttyp eine etwas andere bakterielle Zusammensetzung hat, empfehle ich den Verzehr verschiedener Naturjoghurts. Probiere dich durch Naturjoghurts oder andere fermentierte Lebensmittel. Auch Sauerteigbrot ist eine gute Wahl für den Darm, denn während der Teig geht, finden ein natürlicher Fermentationsprozess und eine Vermehrung von Laktobazillen statt. Obwohl die Bakterien den Backprozess nicht überleben, haben selbst ihre Reste noch einen positiven Effekt auf den Darm. Außerdem hat Sauerteigbrot einen hohen Ballast- und Mineralstoffgehalt.

Wenn du Probiotika, also lebende Bakterien mit pflegender Wirkung auf den Darm, verzehren möchtest, musst du nicht Unsummen investieren. Du kannst sie über natürliche Lebensmittel aufnehmen. Gerade Sauermilchprodukte gelten als Gamechanger für die psychische Gesundheit, denn sie enthalten gesunde Laktobazillen. Iss also täglich mindestens ein probiotisches Lebensmittel auf Milchbasis. Verzehre auch regelmäßig weitere fermentierte und gesäuerte Lebensmittel.

Die besten fermentierten Lebensmittel der Welt

Joghurt
Skyr
Sauermilch
Käse
Sauerkraut
saure Gurken
Sauerteigbrot
Surströmming (fermentierter Fisch)
Brottrunk
Apfelessig

Kefir
Ayran
Kimchi
Tempeh
Miso
Kombucha
Lassi
Natto
Sojasoße

Fufu (fermentierter Maniok)
Kenkey (fermentierter Mais)
Ogi (fermentierter Getreidebrei)

DIE RICHTIGEN KOHLENHYDRATE

Der Energieumsatz deines Gehirns beträgt etwa 20 Watt. Damit könnte es eine Glühbirne zum Leuchten bringen. Dafür, dass es so viele verschiedene Aufgaben gleichzeitig zu erledigen hat, scheint das gar nicht viel zu sein. Das liegt daran, dass das Gehirn besonders energieeffizient arbeitet. Trotzdem hat es immer Hunger und macht nie Pause. Es kommt nicht einmal dann zur Ruhe, wenn du schläfst und sich andere Organe eine Art Auszeit nehmen, sondern sortiert stattdessen die Erlebnisse des Tages. Außerdem ist es bei der Wahl seiner Energiequellen ausgesprochen wählerisch. Im Gegensatz zu anderen Organen gibt es für das Gehirn nur zwei Substanzen, aus denen es Energie beziehen kann: Glukose oder Ketonkörper.

Was ist Glukose? Die Glukose (Traubenzucker) gehört zu den Kohlenhydraten, ist also eine Form von Zucker. Es gibt verschiedene Arten von Kohlenhydraten, kurzkettige und langkettige. Kohlenhydrat ist also nicht gleich Kohlenhydrat.
Bei der Glukose handelt es sich um ein kurzkettiges Kohlenhydrat, nämlich einen Einfachzucker. Es gibt noch zwei weitere Einfachzucker, Fruktose und Galaktose, die der Körper über die Ernährung aufnimmt. Der gesamte Kohlenhydratstoffwechsel ist darauf ausgerichtet, dass an seinem Ende die Glukose steht. Das heißt, dass auch aus den beiden anderen Einfachzuckern im Stoffwechselprozess Glukose gemacht wird. Das Gleiche gilt für Zweifach- und Mehrfachzucker. Dies macht die Glukose zum entscheidenden Energielieferanten des Körpers und ist der Grund, wieso deine Verdauung längerkettige Kohlenhydrate mithilfe von Enzymen aufspaltet. Jede Zelle deines Körpers ist in der Lage, aus Glukose Energie herzustellen. Die gewonnene Energie heißt Adenosintriphosphat, kurz ATP.
Wieso heißt es dann so oft, Zucker sei schlecht? Wie oben erwähnt ist Kohlenhydrat nicht gleich Kohlenhydrat. Wären Kohlenhydrate grundsätzlich ungesund, wäre kaum der ganze Stoffwechsel darauf ausgerichtet. Zunächst solltest du dir merken: Je länger die Kohlenhydratkette, desto länger brauchen die Verdauungsenzyme, bis sie zerkleinert ist und die gewonnene Glukose weiterverwendet werden kann.
Welche Kohlenhydrate sind nun gut für die Psyche, die schnell verfügbaren kurzkettigen Kohlenhydrate oder die langsam verfügbaren langkettigen Kohlenhydrate? Man könnte meinen, die rasche Verfügbarkeit von Energie sei die bessere Option. Immerhin wird diese Energie vom Gehirn benötigt. Wäre da nicht die Sache mit dem Blutzuckerspiegel. In dieser Hinsicht sind die

langkettigen Kohlenhydrate im Vorteil: Sie lassen ihn nicht so rasant ansteigen. Statt sehr viel Energie auf einmal zur Verfügung zu haben, gewinnt dein Körper die enthaltene Energie nach und nach. Der Blutzuckerspiegel steigt langsam, aber kontinuierlich an. Isst du hingegen etwas, das sehr viele kurzkettige Kohlenhydrate enthält, ist es für den Körper ein Leichtes, Glukose zu gewinnen. So ist sehr viel Glukose auf einmal verfügbar und der Blutzuckerspiegel steigt in atemberaubende Höhen. Da ein hoher Blutzuckerspiegel Schäden verursachen kann, muss die Glukose schnellstens aus dem Blut in die Zellen gebracht werden. Dazu schüttet die Bauchspeicheldrüse Insulin aus. Die Konsequenz: So schnell, wie der Blutzuckerspiegel angestiegen ist, fällt er wieder ab. Er geht sogar auf Tauchgang, ist also plötzlich zu niedrig. Dies verursacht Hunger, aktiviert die Stressachse und löst negative Gefühle aus. Die Gehirnzellen leiden, weil nicht mehr genügend Glukose zur Verfügung steht. Das Energieniveau sinkt, *brain fog* ist vorprogrammiert.

DAS SAGT DIE PSYCHE

Wenn ich krank bin, ist das ein großes Risiko für die Entstehung von Übergewicht, weil ich deinen Appetit beeinflusse. Die einen leiden an Appetitlosigkeit, die anderen an Heißhungerattacken, was einen dauerhaft hohen Blutzuckerspiegel wie bei Typ-2-Diabetes begünstigt. Das macht alles noch schlimmer: Es verändert die Neubildung von Nervenzellen, lässt Nervenzellen im Hippocampus sterben und verringert die Plastizität des Gehirns.

Woran erkennst du, welche Lebensmittel den Blutzuckerspiegel schnell und welche ihn langsam ansteigen lassen? Hier hilft dir der glykämische Index, kurz GI. Er gibt an, wie schnell ein kohlenhydrathaltiges Lebensmittel in Glukose umgewandelt wird. Je niedriger der glykämische Index, desto langsamer steigt der Blutzuckerspiegel. Der glykämische Index hat allerdings einen Nachteil, denn er berücksichtigt die Portionsgröße nicht. Während es ganz einfach ist, zum Frühstück 250 Gramm Porridge zu verputzen, käme wohl kaum jemand auf die Idee, ganze 250 Gramm Vollkorntoast zu essen. Geht man davon aus, dass eine Scheibe etwa 35 Gramm wiegt, wären das sieben Scheiben. Daher hat man weitergedacht und den Parameter der glykämischen Last (GL) entwickelt. Dieser berücksichtigt auch die Portionsgröße und damit die enthaltende Gesamtmenge an Kohlenhydraten. Trotzdem gilt: Je niedriger die glykämische Last, desto besser für den Blutzuckerspiegel.

Die glykämische Last kohlenhydrathaltiger Lebensmittel

Lebensmittel mit hoher GL (≥20): Cornflakes, Couscous, Datteln, Gummibärchen, Kartoffeln, Nudeln, Pommes frites, Quinoa, Reis, Schokolade, Weißbrot
Lebensmittel mit mittlerer GL (11-19): Banane, dunkle Schokolade, Porridge, Vollkornbrot (Sauerteig), Vollkornnudeln, Vollkornreis, Vollkorntoast
Lebensmittel mit niedriger GL (≤ 10): Apfel, Haferkleie, Kichererbsen, Linsen, Milch, Orangensaft (zuckerfrei)

Dennoch sind kurzkettige Kohlenhydrate nicht grundsätzlich schlecht. Die meisten Menschen essen nur einfach zu viele davon. Wusstest du, dass du die Blutzuckerwirkung der kurzkettigen Kohlenhydrate durch die Kombination mit anderen Nährstoffen deutlich verbessern kannst? Denn die anderen Inhaltsstoffe einer Mahlzeit sind ebenso wichtig wie die aufgenommenen Kohlenhydrate: Fett und Proteine verzögern die Magenentleerung, wodurch es wesentlich länger dauert, bis die Kohlenhydratketten von den Verdauungsenzymen zerschnitten werden. Dadurch steigt der Blutzuckerspiegel ebenfalls langsamer. Auch die in den Mahlzeiten enthaltenen Ballaststoffe verzögern den Anstieg des Blutzuckerspiegels und sollten deshalb auf deinem täglichen Speiseplan auf gar keinen Fall fehlen.
Um ein Gespür dafür zu bekommen, wie sich ein Nahrungsmittel auf deinen Blutzuckerspiegel auswirkt, kannst du es dir zur Aufgabe machen, die Nährwertetiketten deiner Lieblingsprodukte zu studieren. Du wirst erstaunt sein, wie häufig die kurzkettigen Kohlenhydrate dominieren.
In Deutschland sind Lebensmittelhersteller verpflichtet anzugeben, wie viele Kohlenhydrate in einem Lebensmittel enthalten sind. Daher lohnt es sich, einen genauen Blick auf das Kleingedruckte, also auf die Nährwertangaben zu werfen. Bei den Kohlenhydraten muss zusätzlich angegeben werden, wie viel »davon Zucker« ist. Damit ist die Summe aller in einem Produkt enthaltenen Einfach- und Zweifachzucker gemeint. Die Angabe »davon Zucker« beinhaltet somit die Menge aller kurzkettigen Kohlenhydrate. Um zu wissen, wie viele langkettige Kohlenhydrate in deinen Lieblingslebensmitteln enthalten sind, musst du diese Zahl nun noch von der Gesamtmenge der auf dem Etikett angegebenen Kohlenhydrate abziehen.

Was die Nährwertangaben verraten		
Durchschnittliche Nährwertangaben pro 100 Gramm (Beispiel)		Und das heißt?
Energie	74 kcal	Gesamtkaloriengehalt
Fett	3,5 g	Gesamtfettgehalt (gesättigte und ungesättigte Fettsäuren)
davon gesättigte Fettsäuren	2,3 g	Anteil der gesättigten Fettsäuren am Gesamtfettgehalt
Kohlenhydrate	5,7 g	Gesamtkohlenhydratgehalt (kurzkettige und langkettige Kohlenhydrate)
davon Zucker	5,7 g	Anteil der kurzkettigen Kohlenhydrate (Einfach- und Zweifachzucker) am Gesamtkohlenhydratgehalt
Eiweiß	4,9 g	
Salz	0,18 g	

Womit wir beim zweiten möglichen Energielieferanten für das Gehirn wären, den Ketonkörpern. Andere Organe können ihren Energiebedarf in Notzeiten auch dadurch decken, dass sie dein Hüftgold (Fettsäuren) verbrennen, aber das Gehirn ist hier anspruchsvoller. In Krankenhäusern gilt in Notsituationen die sogenannte Triage und auch dein Körper hat einen Plan für die Notversorgung. Natürlich steht das Gehirn ganz oben auf der Liste, denn andere Organe können eher auf Glukose verzichten und sich Energie aus dem Fett oder den Muskeln holen. Beim Abbau von Fett entstehen unter anderem Ketonkörper. Glücklicherweise genügen sie den Ansprüchen des Gehirns. Allerdings kann die Glukoseaufnahme des Gehirns nur bis zur Hälfte durch Ketonkörper ersetzt werden. Zu niedrige Glukosekonzentrationen im Blut, wenn das Gehirn auf Ketonkörper zurückgreifen muss, treten besonders bei längeren Fastenphasen auf.

Zusammenfassend lässt sich sagen: Da das Gehirn immerzu Energie benötigt, ist ein stabiler Blutzuckerspiegel das A und O. Kurzkettige Kohlenhydrate liefern zwar schnell Energie, führen aber zu einem ständigen Auf und Ab des Blutzuckerspiegels. So erhöhen sie das Risiko für Depressionen, provozieren unnötigerweise die Ausschüttung von Stresshormonen und erzeugen dadurch unangenehme Gefühle wie Angst.

NERVENNAHRUNGSTIPP **Tausche Nahrungsmittel mit vorwiegend kurzkettigen Kohlenhydraten gegen Lebensmittel mit vorwiegend langkettigen Kohlenhydraten aus. Ballaststoffe sind für die Stabilisierung des Blutzuckerspiegels Gold wert. In diesem Zusammenhang habe ich zwei Tipps für dich: Führe erstens ein Zwei-Gänge-Menü ein und kombiniere deine Mahlzeiten ab sofort mit einer Salatvorspeise. So verhinderst du Glukosespitzen. Reduziere zweitens den Kohlenhydratanteil und erhöhe den Ballaststoffanteil deiner Mahlzeiten. Denke bei der Mahlzeitenplanung einfach umgekehrt: Iss statt Nudeln mit gedünstetem Gemüse lieber gedünstetes Gemüse mit Nudeln!**

STRESS VERBRAUCHT ANTIOXIDANTIEN

Der größte Risikofaktor für einen Vitaminmangel ist eine einseitige Ernährung. Das heißt, dass man entweder zu viel oder zu wenig von bestimmten Lebensmitteln verzehrt. Ein solches Essverhalten schadet der Psyche, denn Vitamine beschleunigen Reaktionen, sind wesentlicher Bestandteil des Energiehaushalts und wirken als Antioxidantien. Sie schützen deine Nerven –

auch vor Entzündungen. Deshalb ist der Vitaminverbrauch im Körper ziemlich hoch, wenn er unter Dauerstress steht. Ein hoher Nährstoffbedarf und eine zu geringe Nährstoffzufuhr sind daher keine gute Kombination. Ist dann auch noch der Sympathikus ständig aktiv und knipst dem Darm die Blutzufuhr ab, schrumpft das Zeitfenster für die Nährstoffaufnahme weiter. Dann sind nährstoffreiche Lebensmittel doppelt wichtig.

Keimlinge und Sprossen: Nährstoffreiche Superfoods!

Keimlinge und Sprossen aus Getreidekörnern, Hülsenfrüchten und Co enthalten viele Vitamine, Enzyme, wertvolle Pflanzenstoffe wie Antioxidantien und Ballaststoffe. Denn während des Keimprozesses werden besonders viele Nährstoffe gebildet. Dabei steigt vor allem der Vitamingehalt. Oft enthalten Keimlinge und Sprossen auch mehrfach ungesättigte Fettsäuren. Außerdem haben sie einen hohen Gehalt an Mineralien und Spurenelementen und sind je nach Sorte reich an Kalzium, Phosphor, Magnesium und Eisen. Alles in allem sind sie für eine nährstoffreiche Ernährung unerlässlich. Am meisten Spaß macht es, die Sprossen selbst zu züchten. Du kannst sie roh oder erhitzt verzehren. Aber Vorsicht: Wenn du gerade schwanger bist oder ein geschwächtes Immunsystem hast, solltest du Sprossen niemals roh essen, sondern immer erhitzen. So gehst du auf Nummer sicher, denn sie zählen zu den besonders keimanfälligen Lebensmitteln. Sprossen aus Hülsenfrüchten sollten ebenfalls gar gekocht werden, da sie roh verzehrt zu Verdauungsproblemen führen können.

Viele Nährstoffe kann dein Körper wesentlich besser verwerten, wenn sie aus tierischen Lebensmitteln stammen. Allerdings kommen manche Vitamine fast ausschließlich in pflanzlichen Lebensmitteln vor und dazu zählt auch das Antioxidans Vitamin C. An dieser Stelle möchte ich dich an die Cortisolausschüttung der Stressachse erinnern (siehe Seite 68–69). Damit dein Körper Cortisol ausschütten kann, braucht er ausreichend Vitamin C. Wenn die Nebennieren immer *on fire* sind, wird entsprechend viel Vitamin C verbraucht. Vor diesem Hintergrund ist es keine Überraschung, dass Depressionen häufig mit einem niedrigen Vitamin-C-Spiegel einhergehen, der die Symptome noch verstärkt.

Aktuelle Studienergebnisse deuten darauf hin, dass Vitamin C eine wichtige therapeutische Rolle bei Angststörungen spielen könnte und die Stimmung stabilisiert. Außerdem ist es an der körpereigenen Produktion verschiedener Neurotransmitter wie Dopamin und Noradrenalin beteiligt. Normalerweise ist die Vitamin-C-Konzentration in den Nebennieren und im Gehirn am höchsten. Bei einem Vitamin-C-Mangel ist das Gehirn offenbar das Organ, das am längsten dagegen geschützt wird. Dies zeigt, wie wichtig Vitamin C für funktionierende Nervenzellen ist. Da es eines der wirksamsten Antioxidantien im Körper ist, solltest du immer genug davon über die Nahrung aufnehmen – besonders in stressigen Zeiten.

Vitamin C ist jedoch bei Weitem nicht das einzige Antioxidans mit stressabbauender Wirkung. Eine aktuelle Beobachtungsstudie konnte auch einen Zusammenhang zwischen einem erhöhten Verzehr von Polyphenolen und einem geringeren Risiko für Depressionen zeigen. Polyphenole sind wertvolle sekundäre Pflanzenstoffe. Grundsätzlich werden ungefähr 90 bis 95 Pro-

zent davon nicht vom Körper aufgenommen und deshalb von den Mikroben im Darm abgebaut. Dadurch besitzen sie eine präbiotikaähnliche Wirkung. Sie steigern die Anzahl der Bifidobakterien und Laktobazillen und reduzieren die Zahl der schädlichen Darmbakterien. Daher solltest du unbedingt reichlich Polyphenole verzehren wie zum Beispiel Flavonoide, die unter anderem in Beeren wie Brombeeren, Himbeeren und Blaubeeren zu finden sind. Leider nehmen die meisten Menschen sie nicht häufig genug und nicht in ausreichender Menge zu sich, obwohl diese Beeren in Deutschland heimisch sind.
Ein Flavonoid, das du unbedingt kennen solltest, ist Resveratrol. Wie es scheint, beeinflusst es die Stressreaktion des Körpers in vielerlei Hinsicht positiv. Es soll Entzündungen abbauen, das Immunsystem beruhigen und so den Hippocampus vor einer Überaktivierung der Mikrogliazellen (Immunzellen im Gehirn) schützen. Es soll sogar den BDNF-Spiegel erhöhen, was der Plastizität der Nervenzellen zugutekommt und die Stressachse beruhigt. Besonders bemerkenswert sind die Effekte auf das Neurotransmittersystem, denn Resveratrol erhöht wohl auch den Serotonin-, Dopamin- und Noradrenalinspiegel. Außer in Beeren ist es in Weintrauben und Erdnüssen enthalten.
Ein ebenso stark wirksames Antioxidans ist Hydroxytyrosol. Man findet es in Oliven und es soll ebenfalls entzündungshemmend wirken. Auch Hydroxytyrosol zählt zu den Polyphenolen. Im Übrigen liefert Kakao viele Polyphenole, weshalb viele die Schokolade als Nervennahrung preisen. Das ist allerdings nur die halbe Wahrheit, denn nur Schokolade mit einem sehr hohen Kakaoanteil von 85 Prozent tut deiner Psyche gut. Wieso Schokolade mit einem höheren Zuckeranteil deiner Psyche schadet, das erkläre ich dir ab Seite 193.

WISSEN TO GO

Viele Gemüsesorten, Hülsenfrüchte sowie Nüsse und Samen enthalten neben wertvollen Nährstoffen wie Vitaminen oder Mineralstoffen auch sogenannte Antinährstoffe. Das sind pflanzliche Abwehrstoffe, die den Nachteil haben, dass sie Nährstoffe an sich binden und so verhindern, dass diese im Darm aufgenommen werden können. Typische Antinährstoffe sind Phytinsäure, Lektine, Saponine und Tannine. Zum Glück gibt es einige Möglichkeiten, den Anteil der Antinährstoffe in deinen Mahlzeiten zu reduzieren. Neben der Fermentation oder dem Einweichen von Lebensmitteln ist auch das Erhitzen (zum Beispiel das Dünsten) eine gute Möglichkeit.

DER VITAMIN-B-KOMPLEX

B-Vitamine sind für eine gesunde Psyche essenziell. Sie sind an der Produktion der Neurotransmitter und der Regeneration der Nerven beteiligt. Dadurch haben sie einen entscheidenden Anteil an deiner psychischen Gesundheit. Grundsätzlich kann ein Vitamin-B-Mangel sowohl die Gedächtnisfunktion als auch die kognitiven Funktionen beeinträchtigen. Sogar im Hinblick auf die neurodegenerativen Erkrankungen (siehe Seite 77–78) gibt es Hinweise darauf, dass ein Mangel an B-Vitaminen dabei eine entscheidende Rolle spielt. Insgesamt unterscheidet man acht B-Vitamine, wobei die Vitamine B_1, B_6, B_9 (Folsäure) und B_{12} für deine Psyche am wichtigsten sind. Wenn auch nur eines von ihnen nicht in ausreichender Menge vorhanden ist, wird dies mit psychischen Folgen in Verbindung gebracht. Es lohnt sich also, viele Vitamin-B-reiche Lebensmittel zu essen.

Damit deine Psyche gesund ist, muss das Neurotransmittersystem im Gleichgewicht sein. Deine Ernährung ist die Basis für die Neurotransmitterproduktion. Führst du deinem Körper nicht genügend Bausteine zu, können nicht genügend Neurotransmitter produziert werden. Dies gilt für die körpereigenen Zellen wie für die Darmbakterien. Anschließend müssen diese Bausteine noch korrekt zusammengebaut werden. Dabei helfen Enzyme, die auf die Hilfe von Mineralstoffen und Vitaminen wie Vitamin B_6 angewiesen sind. Vitamin B_6 ist an der Produktion von Serotonin, Noradrenalin, GABA und Dopamin beteiligt. Deshalb ist es besonders wichtig. Außerdem wird aus Serotonin das Schlafhormon Melatonin gebildet. Das heißt, auch dafür wird Vitamin B_6 benötigt.
Eine komplexe Angelegenheit! Vor allem, weil auch die Darmbakterien Einfluss darauf haben. Entsprechend kann ein Vitamin-B_6-Mangel zu einem Ungleichgewicht der Neurotransmitter und zu Symptomen wie Schlaflosigkeit, erhöhter Reizbarkeit und Depressionen führen. Studien zeigen sogar, dass ein B_6-Mangel bei Frauen PMS verursachen kann. Vermutlich, weil das Vitamin auf die Östrogenrezeptoren wirkt.

WISSEN TO GO **Die Einnahme der Antibabypille erhöht das Risiko, an einer Depression zu erkranken. Dies betrifft insbesondere junge Frauen und wird darauf zurückgeführt, dass die in der Pille enthaltenen Hormone die Verfügbarkeit von Vitamin B_6 im Blut verändern und somit wahrscheinlich weniger Serotonin produziert werden kann.**

Es gibt im Übrigen sechs verschiedene Formen von Vitamin B_6, die im Körper alle die gleiche Wirkung haben und ineinander umgewandelt werden. Es kommt also nicht darauf an, ob du Vitamin B_6 über tierische oder pflanzliche Lebensmittel aufnimmst. Wichtig ist, dass du es überhaupt zuführst. Ein bereits bestehender Zink- oder Magnesiummangel stört jedoch die Umwandlung. Da dein Körper Vitamin B_6 nicht speichern kann, musst du es täglich über die Nahrung aufnehmen.

Eher unbekannt ist Vitamin B_1 oder Thiamin, dabei erfüllt es bei der Energiegewinnung eine extrem wichtige Aufgabe. Ein Thiaminmangel trifft vor allem die glukoseabhängigen Organe wie das Gehirn mit seinen Nervenzellen hart. Er führt dazu, dass die Energiegewinnung in den Mitochondrien der Zellen nachlässt (die Mitochondrien sind sozusagen die Energiekraftwerke des Körpers). In diesem Fall droht den Nerven ein Energiemangel! Das hat natürlich Folgen. Da die Bildung der Neurotransmitter von der Energiegewinnung abhängig ist, spielt Vitamin B_1 auch in diesem Zusammenhang eine wichtige Rolle. Darüber hinaus wird Thiamin benötigt, damit Vitamin B_6 in deinem Körper wirken kann. Wie du siehst, hängt alles sehr eng zusammen.

Im Zusammenhang mit psychischen Erkrankungen wie Depressionen wurde häufig ein Thiaminmangel beobachtet. Daher testete eine wissenschaftliche Studie, wie sich die Einnahme von Thiamin auf den Gesundheitszustand von Rentnerinnen mit einem leichten Thiaminmangel auswirkte. Dabei konnte beobachtet werden, dass die zusätzliche Thiamineinnahme den Schlaf und das allgemeine Wohlbefinden dieser Probandinnen im Vergleich zur Kontrollgruppe verbesserte. Ein Thiaminmangel macht sich schnell bemerkbar, da der Körper die B-Vitamine

nicht speichern kann – mit Ausnahme von Vitamin B_{12}. Schon nach ungefähr zehn Tagen ist in den meisten Organen ein deutlicher Abfall der Thiaminkonzentration zu verzeichnen.
Vitamin B_{12} ist das einzige B-Vitamin, das der Körper speichern kann. Der größte Teil davon steckt in der Leber und den Muskeln. Der Rest befindet sich im Herz und im Gehirn. Daher entwickelt sich ein Vitamin-B_{12}-Mangel im Gegensatz zu einem Mangel der anderen B-Vitamine erst nach einigen Jahren. Nichtsdestotrotz ist Vitamin B_{12} für deine Nerven und deine Psyche sehr wichtig. Ein hoher Vitamin-B_{12}-Spiegel im Alter soll sogar vor Alzheimer schützen.
Damit dein Körper Neurotransmitter in ausreichender Menge bilden kann, benötigt er neben Vitaminen auch weitere Bausteine. Einer dieser Bausteine ist die Aminosäure Methionin. Allerdings muss sie erst aus der Aminosäure Homocystein gebildet werden. Dafür benötigt dein Körper sowohl Vitamin B_{12} als auch Folsäure (Vitamin B_9). Fehlt eine dieser Substanzen, kommt die Herstellung der Neurotransmitter Adrenalin und Melatonin zum Erliegen. Ein Vitamin-B_{12}-Mangel kann so eine ganze Reihe von Mangelsymptomen verursachen. Diese können einerseits die Psyche betreffen und zu Depressionen, Angststörungen, Stimmungsschwankungen, Gedächtnisschwäche und Psychosen führen und andererseits die Nährstoffaufnahme im Darm verringern. Außerdem kann ein B_{12}-Mangel bewirken, dass sich die Blutkörperchen verändern. Es kommt zur perniziösen Anämie, einer Form von Blutarmut. Damit ist nicht zu spaßen! In diesem Zusammenhang ist es wichtig zu wissen, dass ein niedriger Vitamin-B_{12}-Spiegel im Blut in der Regel mit einem Folsäuremangel einhergeht, da beide Vitaminstoffwechsel eng miteinander verknüpft sind.

WISSEN TO GO

Ein kurzer Exkurs zum Thema Aminosäuren: Wenn man sich die Struktur von Proteinen (Eiweißen) genauer ansieht, erkennt man, dass sie aus vielen kleineren Teilen zusammengesetzt sind. Die Einzelbestandteile der Proteine werden Aminosäuren genannt. Es gibt insgesamt 21 Aminosäuren, die für deinen Körper von Bedeutung sind und unter anderem als Bausteine für Neurotransmitter dienen. Acht von ihnen sind essenziell. Das heißt, dass dein Körper sie nicht selbst herstellen kann und du sie über die Nahrung aufnehmen musst.

Folsäure ist für das Wachstum deiner Zellen, ihre Teilung und Differenzierung zuständig. Sie spielt eine zentrale Rolle in deinem gesamten Stoffwechsel. Da Darmschleimhaut und Gehirn sehr stoffwechselaktiv sind, ist die Folsäure auch für ihre Regeneration und Energieversorgung wichtig. In Studien wurde beobachtet, dass bei bis zu einem Drittel der Patienten mit schweren Depressionen ein Folsäuremangel vorliegt. Ein solcher Mangel wirkt sich ähnlich aus wie ein Vitamin-B_{12}-Mangel. Auch hier kann es zu einer perniziösen Anämie mit Vergrößerung der Blutkörperchen kommen, sodass dann nicht mehr genügend Sauerstoff in den Zellen ankommt. Die Energieversorgung verschlechtert sich und man fühlt sich erschöpft. Außerdem ist die Folsäure genau wie Vitamin B_6 an der Herstellung von Neurotransmittern beteiligt. Sie wird sogar in mehreren Produktionsschritten benötigt. Ein Folsäuremangel führt daher oft zu Störungen im Gleichgewicht der Neurotransmitter, was die Entstehung psychischer Erkrankungen begünstigt.

DAS SAGT DIE PSYCHE

Wenn du zu wenig Folsäure zuführst, gefährdest du meine Gesundheit. Folsäure ist sehr wichtig für mich. Wenn in deinem Blut ein niedriger Folsäure- und gleichzeitig ein erhöhter Homocysteinspiegel gemessen werden, solltest du unbedingt etwas unternehmen und deine Ernährung anpassen. Beide Blutparameter sind Risikofaktoren für die Entstehung von Depressionen und der Alzheimerkrankheit.

Kommen wir zu der entscheidenden Frage, welche Lebensmittel die meisten B-Vitamine enthalten. Vitamin B_{12} kann nur von Mikroorganismen hergestellt werden, sodass gute Quellen für Vitamin B_{12} ausschließlich tierischen Ursprungs sind. Die drei anderen genannten B-Vitamine können auch gut über pflanzliche Lebensmittel aufgenommen werden. Die wichtigsten Lieferanten für alle B-Vitamine sind Fisch, Schweine- und Hühnerfleisch, Eier, Nüsse, Vollkornprodukte und verschiedene Gemüsesorten.

Eines solltest du über die B-Vitamine noch wissen: Sie reagieren empfindlich auf Licht und Hitze. Dies solltest du im Hinterkopf behalten, wenn du das nächste Mal zum Einkaufen gehst. Je nach Verarbeitungsgrad können industriell hergestellte Lebensmittel bis zu 70 Prozent des Vitamin-B-Gehalts der ursprünglich verwendeten Ausgangszutaten einbüßen. Daher solltest du möglichst immer frische Lebensmittel und keine Fertigprodukte essen. Auch wenn sie noch so verführerisch sind, schaden sie deiner Psyche mehr, als du wahrscheinlich denkst.

Gute B-Vitamin-Lieferanten			
Vitamin B_1	Vitamin B_6	Vitamin B_9	Vitamin B_{12}
Walnüsse	Fisch	Vollkorn-produkte	Rinderleber
Haselnüsse	Walnüsse	Spargel	Leberwurst
Haferflocken	Geflügelfleisch	Rosenkohl	Rindfleisch
Schweinefleisch	Bohnen	Hühnerei	Lachs
Erbsen	Reis	Wirsing	Hühnerei
Linsen	Avocado	Brokkoli	Käse
Grünkohl	Erdnüsse	Blattspinat	Quark
Kartoffeln	Kartoffeln	Walnüsse	Kuhmilch

DIE OMEGA-FETTSÄUREN

Sowohl für deine Nerven als auch für deine Darmbakterien gibt es nichts Schlimmeres als Entzündungen im Körper. Ein großes Problem ist, dass sie oft unbemerkt entstehen. Besonders zu Beginn verursachen sie meist keinerlei Beschwerden. Einerseits hat es sein Gutes, dass nicht jede Entzündung ins Bewusstsein dringt. Andererseits ist es ein Risiko, denn aus »stillen« Entzündungen können Krankheiten entstehen. Wenn dein Darm entzündet ist, leidet auch die Darm-Hirn-Achse und damit die psychische Gesundheit. Die meisten psychischen Erkrankungen stehen im Verdacht, mit Entzündungen zusammenzuhängen. Um Entzündungen zu »löschen«, braucht dein Körper antientzündliche Substanzen. Hier kommen die gesunden Fettsäuren ins Spiel. Fettsäuren sind die Bausteine der Fette, wie die Aminosäuren die Bausteine der Proteine sind. Man unterscheidet gesättigte und ungesättigte. Der Anteil der gesättigten Fettsäuren muss in den Nährwerttabellen auf fast allen verpackten Lebensmitteln angegeben sein (siehe Seite 164).

WISSEN TO GO

Die beiden mehrfach ungesättigten Fettsäuren Eicosapentaensäure (Omega-3-Fettsäure) und Arachidonsäure (Omega-6-Fettsäure) sind die Ausgangssubstanzen für die Bildung von Eicosanoiden. Dies sind hormonähnliche Stoffe, die eine wesentliche Rolle bei der Regulation des Immunsystems und damit auch der Regulation von Entzündungen spielen.

Die ungesättigten Fettsäuren gelten als die »guten« Fettsäuren. In diese Kategorie fallen auch die mehrfach ungesättigten Fettsäuren. Sie tun deiner Psyche besonders gut. Leider kann dein Körper ausgerechnet die mehrfach ungesättigten Fettsäuren nicht selbst herstellen. Er ist darauf angewiesen, dass du sie mit der Nahrung aufnimmst.

Zu den mehrfach ungesättigten Fettsäuren zählen auch die sogenannten Omega-Fettsäuren. Während die Omega-3-Fettsäuren entzündungslindernd wirken, haben Omega-6-Fettsäuren eher den gegenteiligen Effekt. Da besonders psychische Erkrankungen oft mit stillen Entzündungen einhergehen, ist es nicht überraschend, dass ein Großteil der Betroffenen schlecht mit Omega-3-Fettsäuren versorgt ist.

Omega-3-Fettsäuren bekämpfen aber nicht nur Entzündungen. Sie sind auch ein wichtiger Bestandteil der Zellwände und ein Baustein bei der Herstellung hormonähnlicher Stoffe, welche die Blutgerinnung und die Spannung in den Blutgefäßen regulieren. Die drei wichtigsten Omega-3-Fettsäuren sind die Alpha-Linolensäure, Eicosapentaensäure (EPA) und Docosahexaensäure (DHA). Theoretisch würde es ausreichen, wenn du

ausschließlich Alpha-Linolensäure über die Ernährung aufnehmen würdest, denn dein Körper ist in der Lage, aus der Alpha-Linolensäure mithilfe von Enzymen EPA und DHA zu bilden. Wäre da nicht die Sache mit dem Enzymsystem, die ich gleich noch genauer beleuchten werde.
Viele Menschen glauben, unter einem Omega-3-Fettsäure-Mangel zu leiden. Ich möchte die Gelegenheit nutzen, um klarzustellen, dass oft nicht nur ein Mangel an Omega-3-Fettsäuren, sondern auch ein Überschuss an Omega-6-Fettsäuren vorliegt. Die allgemeine Empfehlung für die Aufnahme von Omega-3- und Omega-6-Fettsäuren lautet: Je kleiner das Verhältnis zwischen diesen beiden Fettsäuren, desto besser. Im besten Fall sollte es bei 5 : 1 liegen, man sollte also fünfmal mehr Omega-6- als Omega-3-Fettsäuren verzehren. Stattdessen nimmt der Durchschnitt der deutschen Bevölkerung zehnmal mehr Omega-6- als Omega-3-Fettsäuren zu sich. Wie kann das sein?

DENKFEHLER! **Viele Menschen glauben, mit Omega-3-haltigen Nahrungsergänzungsmitteln eine gute Lösung gefunden zu haben. Allerdings ist damit das eigentliche Problem längst nicht beseitigt. Solange die Aufnahme von Omega-6-Fettsäuren zu hoch ist, helfen auch Nahrungsergänzungsmittel nur bedingt. Ein Problem ist auch die Oxidationsgefahr bei Omega-3-Fettsäurepräparaten, denn Fischöl- und Algenölprodukte fangen bereits bei Körpertemperatur an zu oxidieren und oxidierte Omega-3-Fettsäuren können schädlich sein!**

Der Fehler liegt in der modernen Ernährung. Die meisten Lebensmittel enthalten zu viele Omega-6-Fettsäuren. Dies wird zum Problem, weil die Omega-3-Fettsäure Alpha-Linolensäure (aus der EPA und DHA gebildet werden können) und die Omega-6-Fettsäure Linolsäure für ihre Weiterverarbeitung um das gleiche Enzymsystem konkurrieren. Doch leider bevorzugt es die Omega-6-Fettsäuren. Dies hat zur Folge, dass vorwiegend Omega-6-Fettsäuren weiterverarbeitet werden und die Omega-3-Fettsäuren auf der Strecke bleiben. Dabei sind ausgerechnet EPA und DHA so wichtig für dein Wohlbefinden.
Angststörungen gehen oft mit niedrigen DHA- und EPA-Werten einher. Ein Mangel an DHA ist unter anderem mit Funktionsstörungen der Übertragung von Serotonin, Noradrenalin und Dopamin verbunden – mit unangenehmen Folgen. Einige Studien haben gezeigt, dass Omega-3-Fettsäuren umgekehrt die Symptome von Depressionen und Angststörungen lindern können. Die Stressachse scheint ebenfalls unter dem Einfluss von Omega-3-Fettsäuren zu stehen: In Untersuchungen beobachteten Wissenschaftler, dass niedrige DHA-Spiegel im Blut mit hohen Cortisolspiegeln einhergingen. Einer Studie zufolge reduzierte die 3-wöchige Einnahme von Fischölkapseln die Cortisolausschüttung der gesunden männlichen Probanden. Experimente mit Mäusen zeigten: Wenn sie ein Omega-3-armes Futter bekamen, kletterte ihr Cortisolspiegel deutlich höher. Eine Omega-3-reiche Ernährung hingegen verhinderte die stressbedingte Erhöhung des Cortisolspiegels. Diese Prozesse werden auch von den Darmbakterien beeinflusst. Kein Wunder, dass ein ungünstiges Verhältnis zwischen den Omega-Fettsäuren im Futter von Mäusen den Anteil pflegender Bakterien in ihrem Darm reduzierte und den entzündungsfördernder erhöhte.

DAS SAGT DIE PSYCHE **Ist dein Darm entzündet, geht es mir auf lange Sicht auch nicht gut. Mit Omega-3-Fettsäuren kannst du die Entzündungsreaktionen im Körper auf ganz natürliche Weise bremsen. Deshalb solltest du besonders dann, wenn es mir schlecht geht, viele Omega-3-Fettsäuren zu dir nehmen, um den Entzündungen in deinem Körper den Garaus zu machen. Damit beruhigst du deine Nerven und meine Stimmung wird wieder besser. Ein weiterer Bonus: Omega-3-Fettsäuren fördern das Wachstum der Butyrat produzierenden Bakterien im Darm.**

Alles in allem haben Menschen, die sich Omega-6-reich ernähren, ein höheres Risiko für Entzündungen und psychische Erkrankungen als Menschen, die viele Lebensmittel mit hohem Omega-3-Gehalt essen. Das Geheimnis der Omega-Fettsäuren liegt also darin, dass sie in einem ausgewogenen Verhältnis aufgenommen werden müssen. Besonders verarbeitete Lebensmittel enthalten viele Omega-6-Fettsäuren und so gut wie keine Omega-3-Fettsäuren. Das beste Beispiel dafür ist Sonnenblumenöl, das in sehr vielen Fertigprodukten enthalten ist. Sonnenblumenöl hat mit 122 : 1 eines der schlechtesten Verhältnisse unter den Pflanzenölen. Heutzutage greifen zwar viele Menschen im Supermarkt zu pflanzlichen Ölen, wählen dabei aber oft die falschen. Wirft man nämlich einen genauen Blick auf das Verhältnis der mehrfach ungesättigten Fettsäuren der Pflanzenöle, fällt schnell auf, dass viele von ihnen schlechter wegkommen, als man sich wünschen würde.

Omega-Fettsäuren im Lebensmittelvergleich

Pflanzliches Öl	Omega-6-/Omega-3-Fettsäuren-Verhältnis
Sonnenblumenöl	122 : 1
Kürbiskernöl	100:1
Erdnussöl	32:1
Olivenöl	9:1
Weizenkeimöl	8:1
Walnussöl	6:1
Rapsöl	2:1
Leinöl	1:4

Die eigentlich geringen Mengen an Omega-3-Fettsäuren, die dein Körper braucht, solltest du in erster Linie über Fisch und Meeresfrüchte aufnehmen. Da stimmt das Verhältnis auf jeden Fall. Auch Avocados, viele Gemüsesorten wie Rosenkohl, Brokkoli und Blumenkohl, Blattgemüse wie Grünkohl, Hülsenfrüchte wie Kichererbsen und weiße Bohnen sowie ganz besonders Nüsse und Samen wie Walnüsse und Leinsamen liefern dir viele wertvolle Omega-3-Fettsäuren in einem guten Verhältnis zu den ebenfalls enthaltenen Omega-6-Fettsäuren.

NERVENNAHRUNGSTIPP **Achte darauf, mehr Omega-3-Fettsäuren zu dir zu nehmen. Versuche, mindestens zweimal pro Woche Fisch und Meeresfrüchte aus Wildfang zu essen. Mache außerdem einen »Ölwechsel« und verwende ausschließlich Öle mit einem guten Fettsäureverhältnis.**

GUTE PROTEINQUELLEN

Proteine liefern die für das Gleichgewicht der Neurotransmitter nötigen Bausteine, also die benötigten Aminosäuren. Von einer Aminosäure hast du sicher schon einmal gehört: Glutamat (siehe auch Seite 205). Einerseits kommt Glutamat in vielen Lebensmitteln vor, andererseits ist es ein wichtiger Neurotransmitter im Gehirn. Damit ist Glutamat eher ein Außenseiter, denn viele andere Neurotransmitter bestehen zwar ebenfalls aus Aminosäuren, müssen aber anders als Glutamat erst einmal zusammengebaut werden. Eine davon ist Tryptophan, das eine wichtige Rolle spielt. Es ist der Ausgangsstoff für die Herstellung von Serotonin, aus dem auch das Schlafhormon Melatonin gebildet wird. Wer schon einmal am US-amerikanischen Erntedankfest *Thanksgiving* in den Vereinigten Staaten war, der kennt vielleicht den dort kursierenden »Truthahnmythos«, wonach Truthahnfleisch extrem müde machen soll, weil es besonders viel Tryptophan enthält.

Da Tryptophan im Körper in Serotonin umgewandelt wird, wollte man mithilfe von Studien herausfinden, ob eine erhöhte Aufnahme von Tryptophan Depressionen und Angststörungen vorbeugen kann. Tatsächlich bewirkte eine Tryptophanaufnahme von 10 Milligramm pro Kilo Körpergewicht, dass die Teilnehmer weniger Angst hatten und weniger reizbar waren. Auch ihr Depressionsrisiko verringerte sich. Bei dieser Studie hatte es sich um gesunde Probanden gehandelt. Andere Studien zeigten zudem, dass die Einnahme von Tryptophan auch Menschen half, die bereits psychisch erkrankt waren. Die Aufnahme von Tryptophan ins Gehirn ist allerdings stark von der Zusammensetzung der verzehrten Nahrung abhängig, denn Tryptophan konkurriert mit anderen Aminosäuren um die Auf-

nahme in den Körper. Leider werden die anderen Aminosäuren hier bevorzugt und das wirkt sich nachteilig auf die Aufnahme von Tryptophan und die Serotoninherstellung aus. Dass Tryptophan ausgerechnet die Aminosäure ist, die am seltensten in der Nahrung vorkommt, macht es nicht einfacher.
Hier können Kohlenhydrate helfen, da sie die Aufnahme von Tryptophan ins Gehirn begünstigen. Bei der Aufnahme von Kohlenhydraten wird Insulin freigesetzt. Dies fördert den Abbau der anderen Aminosäuren, die mit Tryptophan um den sogenannten Transporter konkurrieren, sodass mehr Serotonin gebildet werden kann. Gleichzeitig solltest du wissen, dass eine sehr proteinreiche Mahlzeit die Serotoninfreisetzung senkt. Wie kann man das Problem lösen? Mit guten Proteinquellen! Von hochwertigen Proteinen mit allen nötigen Aminosäuren musst du keine Unmengen verzehren und du musst auch kein Geld für Eiweißshakes ausgeben. Qualität statt Quantität!

DENKFEHLER! **Proteine sind wichtig für den Körper – nicht nur als Baustoff, sondern auch für die Produktion von Neurotransmittern. Mehrere Mikroben haben die Fähigkeit, aus den über die Nahrung aufgenommenen Proteinen Neurotransmitter wie GABA, Noradrenalin, Dopamin und Serotonin herzustellen. In diesem Zusammenhang solltest du wissen, dass natürliche Lebensmittel dem Körper ausreichend Proteine liefern und es nicht nötig ist, auf Proteinpulver und Co zurückzugreifen. Stattdessen sollte dein Fokus ganz besonders auf der Qualität der Proteinquellen liegen.**

Wenn du Antidepressiva wie MAO-Hemmer oder selektive Serotonin-Wiederaufnahme-Hemmer nimmst, solltest du auf keinen Fall zusätzliches Tryptophan als Nahrungsergänzungsmittel nehmen. Du könntest die Wirkung verstärken oder sogar eine toxische Ansammlung von Serotonin verursachen. Die Einnahme von Nahrungsergänzungsmitteln bei gleichzeitiger Medikamenteneinnahme solltest du immer mit deinem Arzt besprechen. Die Aufnahme von Tryptophan über die Ernährung ist unbedenklich.

Wertvolle Proteinlieferanten

Lebensmittel	Biologische Wertigkeit
Hühnerei	100
Thunfisch	92
Edamer	88
Rindfleisch	87
Sojabohnen	84
Reis	83
Kuhmilch	82
Magerquark	81
Geflügel	80
Bohnen	72
Linsen	60

Tierische Lebensmittel sind bessere Proteinlieferanten. Wenige pflanzliche Lebensmittel haben eine ähnliche biologische Wertigkeit. Die biologische Wertigkeit gibt an, wie gut Nahrungsproteine in körpereigene Proteine umgewandelt werden. Maßstab ist das Hühnerei mit einer Wertigkeit von 100, das alle 21 Aminosäuren in hoher Qualität beinhaltet.

Das Hühnerei, ein Allroundtalent

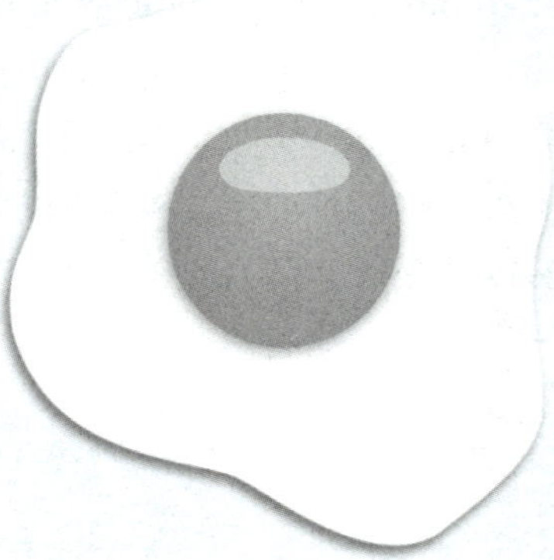

Das Hühnerei ist nicht zu unterschätzen: Eier enthalten nicht nur alle wertvollen Aminosäuren inklusive Tryptophan, sie sind auch so nährstoffreich wie kaum ein anderes Lebensmittel. Hühnereier enthalten vor allem Lecithin, das sowohl für deine Darmbarriere als auch für deine Nerven ein wichtiger Baustoff ist.

VITAMIN D FÜR DIE PSYCHE

Vielleicht hast du es selbst schon einmal festgestellt: Im Frühling, wenn die Tage länger werden und die Sonne endlich wieder herauskommt, verbessert sich automatisch deine Laune. Kein Wunder, denn die Psyche liebt das Sonnenlicht. Warum? Weil dein Körper dadurch endlich wieder mehr Vitamin D_3 bilden kann, was über den Winter häufig ein wenig auf der Strecke bleibt. Schließlich wird es früh dunkel und oft lassen sich die Sonnenstunden an einer Hand abzählen. Aus diesem Grund hat der Körper einen eigenen Vitamin-D_3-Speicher, den

er über den Sommer auftanken kann. Wird dieser Speicher allerdings im Sommer nicht ausreichend gefüllt, kann er seine Aufgabe im Winter nicht erfüllen.
Jeder Mensch hat eine eigene Vitamin-D_3-Fabrik unter der Haut. Leider kommt sie nicht mehr so häufig zum Einsatz wie früher. Viele Menschen sitzen den lieben langen Tag vor dem Bildschirm, lassen sich von blauem Licht bestrahlen und gehen nur selten aus dem Haus. Dies stört nicht nur den Schlafrhythmus, sondern auch die Vitamin-D_3-Produktion. Der Großteil der Menschen in Deutschland leidet deshalb an Vitamin-D_3-Mangel, da die im Sonnenlicht enthaltenen UV-Strahlen eine wichtige Voraussetzung für die Produktion dieses Vitamins sind. Dazu braucht dein Körper jedoch keine UVA-Strahlen, die ihn schädigen und Hautkrebs verursachen können, sondern UVB-Strahlen. Was viele Menschen nicht wissen: UVB-Strahlen sind auch dann vorhanden, wenn es draußen bewölkt ist oder man im Schatten sitzt. Deshalb empfehle ich dir dringend, ab sofort jeden Tag eine Runde spazieren zu gehen! Du könntest beispielsweise deine Mittagspause künftig häufiger draußen verbringen. Oder du nutzt die Nachmittags- und sommerlichen Abendstunden für einen Spaziergang in der Natur.

DENKFEHLER! **Viele glauben, Sonnencremes würden die körpereigene Vitamin-D_3-Produktion verhindern. Zahlreiche Studien zeigen, dass das Risiko gering ist, durch die Verwendung von Sonnencremes einen Mangel zu entwickeln. Entscheidend ist, dass man regelmäßig nach draußen geht.**

Das Sonnenlicht, Motor der Vitamin-D_3-Produktion

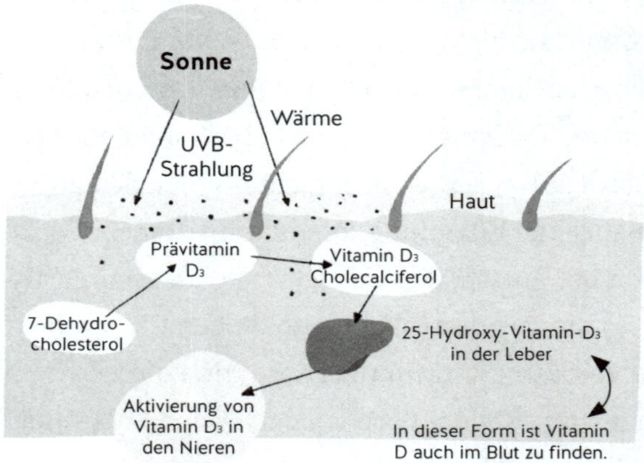

Sonnenlicht ist die Voraussetzung dafür, dass die Vitamin-D_3-Produktion unter deiner Haut anspringt.

Vitamin D_3 tut deinen Nerven sehr viel Gutes. Es ist nicht nur für die Gehirnentwicklung wichtig, sondern spielt auch bei der Aufrechterhaltung des Gleichgewichts zwischen den Neurotransmittern eine Rolle. Es schützt die Nervenzellen vor Entzündungen und steuert die Plastizität der Nerven, die bei psychischen Erkrankungen oft nachlässt. Fehlt es an Sonnenlicht und damit an Vitamin D_3, spricht man also nicht ohne Grund von einer »Winterdepression«. Denn ist der Vitamin-D_3-Spiegel zu niedrig, macht sich das schnell durch psychische Symptome bemerkbar. Oft gehen eine Fehlregulation der Stressachse, Depressionen und ein niedriger Vitamin-D_3-Spiegel miteinander Hand in Hand.

Das Problem bei Vitamin D_3 ist, dass du es auf natürliche Weise ausschließlich mithilfe des Sonnenlichts bilden kannst. Es gibt auch einige Lebensmittel, die Vitamin D_3 enthalten. Zu dieser Gruppe zählen zum Beispiel Fische wie Hering und Lachs, Lebertran (Fischöl) und Eier oder Lebensmittel wie braune Champignons und Margarine, denen oft künstliches Vitamin D_3 zugesetzt wird. Allerdings ist die Vitamin-D_3-Menge in den Lebensmitteln eher gering und deckt nur einen Bruchteil des körpereigenen Bedarfs. Im Klartext: Eine gute Versorgung mit Vitamin D_3 ist allein über die Ernährung nicht möglich.

Können Nahrungsergänzungsmittel hier die Lösung sein? Jein. Bei Nahrungsergänzungsmitteln sollte man nicht vergessen, dass hier natürliche Vitamine oder Nährstoffe künstlich nachgebaut wurden. Vitamin D_3 wird normalerweise aus einem Fett – dem Cholesterol – gebildet und entsteht in vielen Einzelschritten, an denen auch die Nieren, die Leber und der Darm beteiligt sind. Es handelt sich um einen äußerst komplexen Prozess, an dessen Ende aktives Vitamin D_3 entsteht.

Vitamin D_3 ist übrigens gar kein Vitamin. In Wirklichkeit handelt es sich um ein Hormon, genauer gesagt, um eine Hormonvorstufe. Während dein Körper natürliche Prozesse regulieren kann, wenn zu viele Hormone gebildet werden, ist dies bei der Einnahme von Nahrungsergänzungsmitteln nicht möglich. Wenn du Nahrungsergänzungsmittel nimmst, solltest du deshalb dein Blut regelmäßig untersuchen lassen.

Wenn man bedenkt, dass der Alltag eines jeden Menschen anders aussieht und nicht jeder die Möglichkeit hat, regelmäßige Spaziergänge bei Tageslicht zu machen (ich denke hier zum Beispiel an Schichtarbeiter), kann die Einnahme von Vitamin D_3 als Nahrungsergänzungsmittel sehr hilfreich sein.

Kräuter für die Psyche

Es gibt Kräuter und Gewürze, die deiner Psyche guttun und deine Stimmung verbessern. Kräuter enthalten antioxidative Substanzen, die sowohl den Darm als auch das Gehirn vor schädlichen Stoffen schützen. Meist geht die Wirkung von den enthaltenen ätherischen Ölen aus. Im Gegensatz zu chemisch hergestellten Antidepressiva oder Beruhigungsmitteln können sie die Blut-Hirn-Schranke offenbar leichter passieren und so auch im Gehirn ihre Wirkung entfalten. Sie sollen das Neurotransmittersystem beeinflussen, die Stressachse beruhigen, die Plastizität der Nervenzellen verbessern und Entzündungen reduzieren. Obwohl es dazu nicht so viele Studien gibt wie in anderen Bereichen, solltest du nicht vergessen, dass die Kräuterheilkunde seit Jahrhunderten fester Bestandteil der Medizin ist.

LAVENDEL
Lavendel hilft bei Angstzuständen und Depressionen.

KAMILLE
Kamille wirkt entspannend und angstlösend.

SAFRAN
Safran ist das stärkste natürliche Antidepressivum. Er soll fast so effektiv sein wie der Wirkstoff Fluoxetin, ein selektiver Serotonin-Wiederaufnahme-Hemmer, der zur Behandlung von Depressionen eingesetzt wird. Safran hebt also die Stimmung.

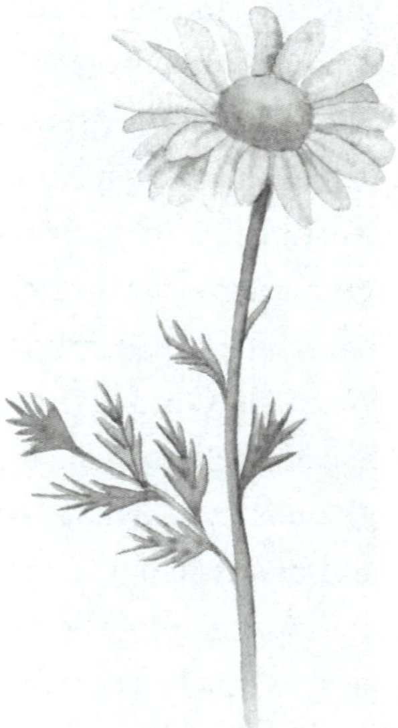

JOHANNISKRAUT

Auch das Johanniskraut hat eine mit Antidepressiva vergleichbare Wirkung. Mit Tagesdosen im Bereich zwischen 500 und 1800 Milligramm Johanniskraut konnte man in Studien innerhalb von 4 bis 6 Wochen eine positive Wirkung erzielen.*

ASHWAGANDHA

Ashwagandha wirkt entspannend und angstlösend, da es Studien zufolge den Cortisolspiegel senkt.

KURKUMA

Kurkuma enthält ebenfalls eine Substanz mit antidepressiver Wirkung: das Curcumin. Curcumin wirkt zudem gegen Angststörungen.*

OREGANO

Oregano enthält den Wirkstoff Carvacrol. Er soll antidepressiv wirken, Entzündungen im Gehirn sowie oxidativen Stress reduzieren und darüber hinaus das dopaminerge System beeinflussen.

PASSIONSBLUME

Die Passionsblume soll die Schlafqualität verbessern und Angstzustände reduzieren.

*Achtung: Bei der Einnahme von Johanniskraut und Kurkuma sind Wechselwirkungen mit Medikamenten möglich. Halte deshalb unbedingt Rücksprache mit deinem Arzt oder Apotheker, bevor du diese Präparate einnimmst.

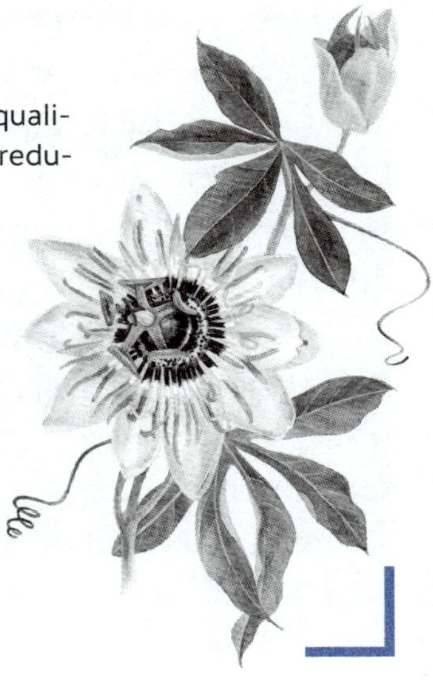

SO FINDEST DU DIE RICHTIGE TRINKMENGE

Dein Wohlbefinden wird auch davon beeinflusst, wie viel du trinkst. Das liegt daran, dass das sympathische Nervensystem deines Körpers aktiviert wird, wenn du nicht genügend Wasser aufnimmst. Dann springt die Stressachse an und es kommt zur Ausschüttung von Stresshormonen. Eine Dehydration, also wenn du zu wenig trinkst, ist sehr gefährlich. Dann befindet sich dein Körper automatisch im Überlebensmodus und auch deine Psyche kann Schaden nehmen. Wenn du zu wenig Wasser trinkst, ist das deshalb sogar mit einem erhöhten Risiko für Depressionen und Angstzustände verbunden. Du solltest also darauf achten, immer genügend zu trinken!

Wenn es um die richtige Trinkmenge geht, gehen die Meinungen allerdings weit auseinander. Die einen geben die Empfehlung, mindestens drei Liter am Tag zu trinken. Die anderen empfehlen, nur dann etwas zu trinken, wenn man auch wirklich Durst hat. Wieder andere behaupten sogar, wenn man Durst habe, sei es längst zu spät und dass man es nicht so weit kommen lassen sollte. Deshalb möchte ich eines richtigstellen: Dein Durst ist dazu da, dir zu signalisieren, dass du etwas trinken sollst. Wenn du immer gegen dein Durstgefühl antrinkst, verlernst du, wie es sich anfühlt. Das gilt im Übrigen auch für dein Hungerempfinden.

Da Wasser nicht nur Flüssigkeit, sondern auch wichtige Mineralien liefert, ist es unsinnig, so viel zu trinken, dass am Ende alles wieder herausgeschwemmt wird. Der Begriff »Mineralwasser« kommt nicht von ungefähr. Ein guter Indikator, ob du wirklich genügend trinkst und wie es tatsächlich um deinen Wasserhaushalt steht, ist die Farbe deines Urins. Er sollte weder zu hell noch zu dunkel sein.

Trinkst du genug?	
Farbe deines Urins	**Empfohlenes Trinkverhalten**
durchsichtig	weniger trinken
hellgelb	etwas weniger trinken
mittelgelb	genau so weitermachen
dunkelgelb	mehr trinken

NERVENNAHRUNGSTIPP **Nutze sowohl dein Durstgefühl als auch die Farbe deines Urins als Indikatoren dafür, ob du wirklich ausreichend Wasser trinkst.**

SO FINDEST DU DIE BESTEN »MOODFOODS«

Nachdem ich dir die Ernährung vorgestellt habe, die deiner Psyche guttut, zeige ich dir nun, wie du selbst herausfinden kannst, welche Lebensmittel den Ansprüchen der Nervennahrungsmethode am besten genügen. Frage dich bei der Auswahl der Lebensmittel immer:

- Ist das Lebensmittel frisch?
- Ist es unverarbeitet?
- Enthält es viele Ballaststoffe?
- Enthält es wertvolle Omega-3-Fettsäuren?
- Enthält es qualitativ hochwertiges Protein?
- Enthält es natürliche Probiotika?
- Enthält es mehr lang- als kurzkettige Kohlenhydrate?
- Enthält es wichtige Antioxidantien?

Wenn du mehr als drei der Fragen mit »Ja« beantworten kannst, wird ein Lebensmittel dir wahrscheinlich guttun.
Da jeder Mensch andere Vorlieben hat oder bestimmte Lebensmittel nicht verträgt, empfehle ich dir, eine Liste deiner liebsten Moodfoods anzulegen. Jedes Mal, wenn du etwas Neues entdeckst, solltest du es aufschreiben. Je länger diese Liste ist, desto besser: Nichts ist wichtiger als eine vielfältige und abwechslungsreiche Lebensmittelauswahl! Bevor du deine persönliche Moodfood-Liste erstellst, möchte ich dir die wichtigsten Moodfoods der Nervennahrungsmethode präsentieren, die darauf auf keinen Fall fehlen sollten.

Die besten Moodfoods

Darf ich vorstellen? Dies sind die Shootingstars der Nervennahrungsmethode, die auf deinen Teller gehören:

- Kichererbsen
- Blaubeeren
- Oliven
- Walnüsse
- Joghurt
- Wildlachs
- Hühnereier
- Leinöl
- Artischocken
- Sauerkraut
- gekochte, abgekühlte Kartoffeln
- Chicorée
- Sauerteigbrot

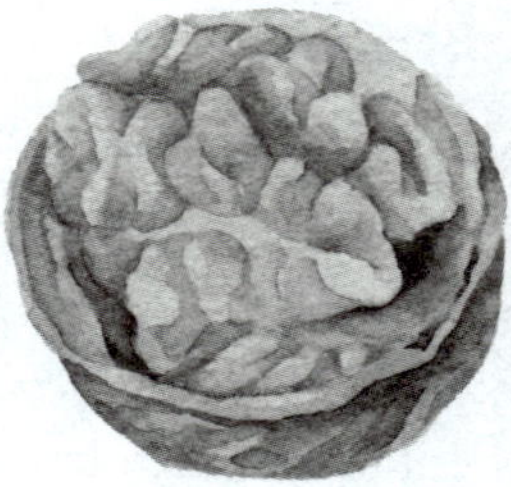

ERNÄHRUNG, DIE DEINER PSYCHE SCHADET

Ernährung kann dem Körper nicht nur guttun, sie kann auch großen Schaden anrichten. Erinnerst du dich noch daran, dass ich davon sprach, der Darm sei »das Organ, das Stress am häufigsten zum Opfer fällt«? Wer mit Vollzeitjob, Kinderbetreuung und Haushalt jongliert, muss zwangsläufig an irgendeiner Stelle Abstriche machen. Dabei trifft es leider in den meisten Fällen die Qualität der Ernährung. Dadurch hat sich die Ernährung in den letzten Jahrzehnten stark verändert. Sie hat sich unserem neuen und oft hektischen Lebensstil angepasst, weshalb uns die »Convenience-Food-Revolution« gerade recht kam. Denn heutzutage muss alles möglichst schnell und einfach sein. Allerdings zahlen wir für diese Bequemlichkeit einen hohen Preis: Unter anderem geht die Vielfalt der Darmbakterien zurück und die Dicke der Darmschleimhaut nimmt ab. Darüber hinaus schleichen sich weitere schlechte Ernährungsgewohnheiten ein, weil sich etwas im ersten Moment gut anfühlt und sehr lecker ist, aber langfristig Körper und Nerven schadet.

ZUCKER DÄMPFT DIE STIMMUNG

Je mehr Zucker du isst, desto größer ist die Gefahr, Depressionen zu bekommen. Daran lassen Studien keinen Zweifel. Trotzdem gelten Schokolade, Gummibärchen, Chips und dergleichen bis heute als »die« Nervennahrung schlechthin. Vielleicht stellst du dir gerade berechtigterweise die Frage, wieso so viele Menschen zu Süßigkeiten greifen, wenn es ihnen schlecht geht, obwohl sie dem Körper schaden? Die Ursache liegt in der Evolution. Dein Gehirn ist auf Glukose angewiesen. Bereits die erste Nahrung des Menschen ist ein süßer Cocktail namens Muttermilch. Der süße Geschmack hebt die Schmerzschwelle und löst im Gehirn die Ausschüttung von Substanzen wie Endorphinen aus, die Ähnlichkeit mit Opioiden haben und Schmerzen lindern. Dadurch wirkt Zucker beruhigend. Hinzu kommt, dass der Genuss von Zucker die Ausschüttung von Dopamin verursacht, was das Gehirn als Belohnung empfindet. Wenn die Dünndarmzellen Zucker entdecken, aktivieren auch sie das Belohnungssystem. Diese Signale sorgen für ein gutes Gefühl und lösen das Verlangen nach mehr aus. Je höher der Kaloriengehalt eines Lebensmittels, desto stärker sind diese Signale. Ein starker Zuckerkonsum verändert allerdings die Ausschüttung der Botenstoffe und damit den Belohnungskreislauf. Dies geschieht, wenn man täglich Snacks mit hohem Zucker- und Fettgehalt verzehrt. Diese Veränderungen der Hirnschaltkreise bleiben bestehen. Sie können dafür sorgen, dass Menschen unbewusst zuckerhaltige Lebensmittel bevorzugen.

In einer großen Längsschnittstudie wurde gezeigt, dass der Konsum von gesüßten Getränken und zuckerreichen Lebensmitteln mit einem erhöhten Risiko für Depressionen und Schlafstörungen verbunden ist. Darum solltest du Lebensmittel meiden, die den Blutzuckerspiegel hochjagen (siehe Seite 160–164). Als die größten Übeltäter gelten hier gesüßte Getränke wie Softdrinks. In der Ernährungswissenschaft bezeichnen wir sie auch gern als »leere Kalorien«. Das heißt, dass sie zwar viel Zucker und viele Kalorien enthalten, aber trotzdem nicht satt machen. Sie tricksen den Körper einfach aus und das hat Konsequenzen. Dabei ist es egal, ob diese Getränke Zucker oder Süßstoffe enthalten, denn auch eine ständige »Süßgewöhnung« trägt dazu bei, dass du immer häufiger zu Süßem greifst.

Viele wissenschaftliche Studien untersuchen den Zusammenhang zwischen Zuckerkonsum und psychischen Erkrankungen.

Trotzdem konnte noch nicht abschließend geklärt werden, ob der erhöhte Zuckerkonsum eine Folge psychischer Erkrankungen oder ihre Ursache ist. Deshalb hat sich eine wissenschaftliche Studie dieser Frage angenommen und kam zu einem spannenden Ergebnis: Psychische Erkrankungen führen nicht zu einem erhöhten Zuckerkonsum, aber ein erhöhter Zuckerkonsum führt umgekehrt zu psychischen Erkrankungen. Woran das liegt? Dafür gibt es gleich mehrere Erklärungsansätze:

- Mäuse, die fett- und zuckerreiches Futter bekamen, zeigten einen Rückgang des BDNF-Spiegels. Niedrige BDNF-Konzentrationen im Gehirn verhindern etwa die Neubildung und begünstigen das Absterben von Nervenzellen im Hippocampus bei Depressionen. Dies zeigt einen ersten Zusammenhang zwischen zuckerreicher Ernährung und psychischen Erkrankungen.
- Je mehr Zucker und kurzkettige Kohlenhydrate eine Mahlzeit enthält, desto mehr steigen Blutzucker und Insulinausschüttung. Schnell sinkt der Blutzucker wieder, die Stimmung kippt, sogar Angst kann entstehen.
- Hoher Zuckerkonsum geht mit erhöhten Entzündungswerten einher. Das hat Folgen für die Darm-Hirn-Achse.

NERVENNAHRUNGSTIPP **Gerade dann, wenn es dir nicht gut geht, solltest du auf keinen Fall zu zucker- oder fettreichen Lebensmitteln greifen. Iss stattdessen lieber echte Nervennahrung wie frisches Gemüse oder Beeren!**

FRITTIERTES SCHADET DER PSYCHE

Fett ist nicht gleich Fett. Während die ungesättigten Fettsäuren, besonders Omega-3-Fettsäuren, ein Must für deine Nerven sind, solltest du auf andere Fette wie gesättigte Fettsäuren und Transfette lieber verzichten. Als Faustregel kannst du dir merken: Alles Frittierte schadet deiner Psyche! Da ist es egal, ob es sich um Pommes frites oder frittierten Brokkoli handelt.

DAS SAGT DIE PSYCHE Es scheint, als könnten zucker- und fetthaltige Lebensmittel wie Süßigkeiten und Chips das Stresssystem kurzfristig hemmen und dadurch meine Stimmung verbessern. Das erklärt auch, weshalb so viele Menschen unter Stress zu diesen Nahrungsmitteln greifen. Doch dies ist ein Trugschluss und der Evolution geschuldet. Es geht mir dadurch nicht wirklich besser. Du wirst nur dafür belohnt, dass du so eine energiereiche Nahrung gegessen hast. Du tust mir damit also keinen Gefallen – ganz im Gegenteil. Vielmehr befriedigst du die »Energiesucht« deines Körpers, der immer noch glaubt, er könnte verhungern, obwohl diese Angst hierzulande meist völlig unbegründet ist. Das gute Gefühl nach dem Essen soll dir zeigen: »Hey, das war richtig viel Energie auf einmal und sehr lecker. Das will ich öfter!« Wenn du vorher ein negatives Gefühl hattest, weil es mir nicht gut ging, und du dich nach dem Essen besser gefühlt hast, folgerst du daraus, dass Frustessen mich tröstet. Aber diese Annahme ist grundverkehrt!

Ich sage dir jetzt mal, was wirklich passiert: Durch dieses Verhalten baust du langfristig immer mehr Fettreserven auf, die zu

Entzündungen im Körper führen. Außerdem verändern sich deine Gehirnschaltkreise. Und das schadet mir! Halte dich also bitte von zucker- und fettreicher Nahrung fern. Dies gilt besonders, wenn es mir nicht gut geht.

Gesättigte Fettsäuren und Transfette erhöhen die Menge von entzündungsfördernden Substanzen wie Zytokinen und Lipopolysacchariden (LPS). Dies begünstigt Entzündungen im ganzen Körper, vor allem im Darm, und hat ungünstige Folgen für die Darmflora. Bei einer fettreichen Ernährung erhöht sich der Anteil der *Rikenellaceae* und diese Bakterien stehen in dem Verdacht, die Funktion der Darmbarriere zu stören. Doch damit nicht genug. Transfette beeinträchtigen die Darmbakterien ganz besonders. Eine Ernährung mit vielen Transfetten führt zu einem Rückgang der *Bacteroidetes*, die Vitamine produzieren. Gleichzeitig steigert sie den Anteil der *Desulfovibrionaceae*. Diese Darmbakterien produzieren Schwefelwasserstoff und sind stark mit Stoffwechselstörungen assoziiert. Schwefelwasserstoff fördert den Abbau der Darmschleimhaut und damit die Entstehung eines *leaky gut*. Wird der Darm durchlässig, können Toxine und Darmbakterien unmittelbar in Berührung mit den Darmzellen kommen. Wenn die schützende Darmschleimhaut nicht mehr standhalten kann und die Darmbakterien mit den Immunzellen in Berührung kommen, entstehen noch weitere Entzündungen. Das heißt, der übermäßige Konsum von Transfetten und gesättigten Fettsäuren verursacht ein Ungleichgewicht zwischen den Darmbakterien. Auf den Punkt gebracht bedeutet es, sie fördern das Wachstum der entzündungsfördernden Mikroben und hemmen das Wachstum der gesunden Mikroben.

Transfette und ihre Tücken

WIE ENTSTEHEN TRANSFETTE?

Transfette entstehen bei einem Prozess, der als Fetthärtung bezeichnet wird. Mit diesem industriellen Vorgang werden aus flüssigen Ölen streichfeste Produkte wie Margarine hergestellt.
Transfette entstehen auch dann, wenn du pflanzliche Öle (mehrmals) hintereinander stark erhitzt wie beim Braten oder Frittieren. Die Menge der Transfette, die dabei entstehen, ist abhängig von der Dauer des Erhitzungsprozesses, der Temperatur und der Art des verwendeten Öls.

WORIN SIND SIE ENTHALTEN?

Die folgenden Nahrungsmittel enthalten viele Transfettsäuren, deshalb solltest du sie nach Möglichkeit meiden:

- frittierte Kartoffelprodukte wie Pommes frites und Chips
- Back- und Süßwaren wie Blätterteig, Berliner, Kekse und Plätzchen
- Fertiggerichte wie Fertigsuppen und Tiefkühlpizza

WELCHE FETTE ZUM KOCHEN UND BRATEN?

Gut geeignet sind Öle und Fette mit einem hohen Rauchpunkt, der über 160 Grad Celsius liegen sollte. Raffinierte Öle wie Kokosfett, Soja- und Erdnussöl können daher gut zum Kochen und Braten verwendet werden. Auch Butter eignet sich zum Kochen. Rapsöl und Olivenöl sollten nur raffiniert, nicht kalt gepresst zum Braten verwendet werden, denn kalt gepresste Öle haben einen niedrigen Rauchpunkt. Achte daher auf das Etikett. Außerdem solltest du das Öl nie zu heiß werden lassen und es sollte auf keinen Fall anfangen zu qualmen.

Die meisten tierischen Lebensmittel enthalten viele gesättigte Fettsäuren. Damit spielt tierisches Fett eine wichtige Rolle für die Entstehung von chronischen Entzündungen. Du solltest daher wissen: Unsere Vorfahren verzehrten noch mageres Fleisch von Insekten, Vögeln und Fischen und tranken die frische Milch von Ziegen und Kühen. Heute trinken wir die Milch von Zuchtkühen und essen hochverarbeitete Produkte aus dem Fleisch von Hühnern, Schweinen und Rindern, die oft noch nie etwas anderes als ihren Stall gesehen haben.

Zum Problem des hohen Fleischkonsums kommt die Haltung der Tiere. Früher lebten Nutztiere meist auf der Weide. Das ist in der Ära der Massentierhaltung anders und in der Folge hat sich nicht nur das Futter verändert, sondern auch die Gefahr von Krankheiten erhöht. Es werden vermehrt Antibiotika eingesetzt und das hat dazu geführt, dass ein großer Teil der Fleischprodukte in den Supermärkten heute antibiotikaresistente Keime aufweist. Die Antibiotika bleiben auch für die Darm-Hirn-Achse der Tiere nicht ohne Folgen. Das heißt, sie haben ein wesentlich sterileres Mikrobiom. Bis 2006 war es sogar erlaubt, Tiere mit Antibiotika zu füttern. Das ist leider kein Scherz. Da das Mikrobiom eine ebenso wichtige Rolle im Stoffwechsel spielt wie für die Psyche, führte die Antibiotikagabe dazu, dass die Tiere schneller zunahmen.

Neben einer Reduktion deines Fleischkonsums – besonders von rotem Fleisch (Rind und Schwein) und verarbeiteten Produkten (Speck, Salami und Co) – solltest du daher auf Qualität setzen. Ich kann jedem nur raten, bei einem regionalen Schlachter oder Hofladen vorbeizuschauen, wo es Eier von freilebenden Hühnern und Fleisch von Weidetieren gibt und du dir sicher sein kannst, dass die Tiere nicht aus Massentierhaltung stammen.

NERVENNAHRUNGSTIPP **Achte nicht nur darauf, dass du keine frittierten Lebensmittel isst, sondern achte auch darauf, dass du deine Lebensmittel beim Garen nicht zu hoch erhitzt. Reduziere außerdem deinen Fleischkonsum.**

ÜBERGEWICHT UND SEINE FOLGEN FÜR DIE PSYCHE

Übergewicht schadet deiner Psyche. Das liegt daran, dass überschüssiges Körperfett entzündungsfördernde Stoffe produziert. Übergewichtige Personen haben ein um 55 Prozent höheres Risiko, Depressionen zu entwickeln. Auch Angststörungen treten bei übergewichtigen Menschen wesentlich häufiger auf als bei Normalgewichtigen. Angesichts der weltweit starken Zunahme der Übergewichtigen in den letzten Jahrzehnten und der ebenso rasant steigenden Zahl an psychischen Problemen stellt sich die Frage, ob Übergewicht eine der Ursachen dafür sein könnte. Offenbar denken viele Menschen noch immer, dass grundsätzlich zuerst die psychische Erkrankung entsteht und dann das Übergewicht. Dies ist ein wichtiger Punkt und entspricht in einigen Fällen auch den Tatsachen. Immerhin befinden sich der Sitz der Psyche und die Strukturen, in denen unsere Emotionen entstehen, in unmittelbarer Nähe zu den Hirnarealen, in denen über Hunger und Sättigung entschieden wird. Dementsprechend wirken sich psychische Erkrankungen auch auf das Hungergefühl aus.

Trotz alledem dürfen wir nicht ignorieren, dass Übergewicht die Folge einer falschen Ernährung ist und dass eine falsche Ernährung psychische Erkrankungen begünstigt.

Eine Untersuchung aus dem Jahr 2019 zeigte, dass jede Zunahme des Körperfettanteils um 10 Kilogramm mit einer Erhöhung des Depressionsrisikos um 17 Prozent verbunden war. Im Gegensatz zu anderen Studien konnte sie auch einen kausalen Zusammenhang feststellen, das heißt, dass Übergewicht eine klare Rolle bei der Entstehung von psychischen Erkrankungen wie Depressionen und Angststörungen spielt. Wenn du also Übergewicht hast und abnimmst, hilfst du deiner Psyche damit sehr und schützt sie vor Erkrankungen.
Übergewichtige Menschen haben genau wie Menschen mit Depressionen oder Angststörungen ein verändertes Mikrobiom. Wie du bereits weißt, können einige Darmbakterien die Produktion der Darmhormone (wie Glucagon-like Peptide 1, Ghrelin und Peptid YY) verändern. Dadurch nehmen sie Einfluss auf Appetit und Sättigung. Auch von den Darmbakterien produzierte Metaboliten wie kurzkettige Fettsäuren können die Freisetzung von Hormonen in den Blutkreislauf verändern, indem sie an Rezeptoren der Darmzellen binden. Die kurzkettige Fettsäure Acetat beispielsweise unterdrückt den Appetit. Wird durch ein Ungleichgewicht der Darmbakterien zu wenig Acetat gebildet, kann dies auch das Hungergefühl verändern.

ZUSATZSTOFFE ALS BAKTERIENKILLER

Viele Verfahren, die dazu dienen, die Haltbarkeit von Lebensmitteln zu erhöhen, tragen wesentlich dazu bei, dass sich unsere Darmbakterien nicht wohlfühlen. An erster Stelle steht hier der Zusatz von Konservierungsstoffen.
Sicher ist dir schon aufgefallen, dass die Zutatenliste auf der Verpackung einiger Lebensmittel neben bekannten Zutaten auch E-Nummern wie E 251 oder E 252 enthält. Hinter diesen

Nummern verbergen sich Substanzen wie Natrium- oder Kaliumnitrat. Diese Stoffe erhöhen unter anderem die Haltbarkeit von Lebensmitteln, indem sie den Verderb durch Bakterien oder Schimmelpilze hinauszögern. Genau das ist der Knackpunkt: Konservierungsstoffe hemmen das Wachstum von Bakterien. Dadurch reduzieren sie auch den Anteil der günstigen Darmbakterien, sodass sich die ungünstigen besser ausbreiten können. So werden weniger kurzkettige Fettsäuren und andere Metaboliten gebildet. Experimente mit Mäusen zeigten, dass einige Konservierungsstoffe sogar die Darmschleimhaut schädigen, was die Entstehung von Entzündungen fördert.
Das Gleiche gilt für Emulgatoren und Farbstoffe in Nahrungsmitteln, die ebenfalls mit E-Nummern gekennzeichnet werden. Zudem wird vermutet, diese Stoffe könnten eine Rolle bei der Entstehung eines Reizdarmsyndroms spielen.

E-Nummern, die du meiden solltest	
E 211	Natriumbenzoat
E 249 - E 252	Nitrit- und Nitratverbindungen
E 280	Propionsäure
E 321	Butylhydroxytoluol (BHT)

SÜSSSTOFFE – SEGEN ODER FLUCH?

Beim Thema Süßstoff scheiden sich die Geister. Während die einen behaupten, sie würden keinerlei Schaden anrichten, und sie mehr oder weniger anpreisen, werden sie von den anderen regelrecht verteufelt. Wie sieht es wirklich aus und wie gefährlich sind Süßstoffe für deine Psyche? Um die Spannung herauszunehmen: Häufiger Süßstoffkonsum schadet deiner Psyche.

Zu den künstlichen Süßstoffen gehören Acesulfam-K, Aspartam, Cyclamat, Saccharin, Sucralose, Neotam und Advantam. Der am häufigsten diskutierte künstliche Süßstoff Aspartam kann Studien zufolge Angst auslösen, Depressionen begünstigen und zur Schlaflosigkeit beitragen. Denn Aspartam kann die Blut-Hirn-Schranke überwinden und den Phenylalanin- und Asparaginsäurespiegel im Gehirn erhöhen. Beide Aminosäuren können die Herstellung und Freisetzung der Neurotransmitter Dopamin, Noradrenalin und Serotonin hemmen. Der Süßstoff Aspartam wirkt zudem wie ein chemischer Stressor, da er den Cortisolspiegel erhöht und die Produktion von freien Radikalen ankurbelt. Freie Radikale sind Zwischenprodukte des Stoffwechsels, die im Rahmen der natürlichen Stoffwechselprozesse unaufhörlich in jeder Zelle deines Körpers anfallen. Sie sind hochreaktiv und oft gefährlich für den Körper, da sie Entzündungen provozieren. Der Süßstoff Aspartam ist in vielen Light-Softdrinks enthalten.

Sucralose wird ebenfalls mit Nebenwirkungen in Verbindung gebracht, die aber eher den Darm betreffen. Da die Sucralose im Dünndarm nicht abgebaut wird, kommt sie in Berührung mit dem Mikrobiom des Dickdarms.

Künstliche Süßstoffe wie Aspartam und Sucralose führen deshalb dazu, dass die guten Bakterien im Darm weniger und die schlechten Bakterien mehr werden. In Experimenten mit Mäusen wurde zudem nachgewiesen, dass sie Entzündungen im Darm verursachen können. Künstliche Süßstoffe sind also alles andere als ungefährlich. Trotzdem bleibt offen, wie stark diese Auswirkungen sind und welche weiteren Faktoren eine Rolle spielen, da es in diesem Bereich bislang so gut wie keine Studien mit menschlichen Probanden gibt.

WISSEN TO GO

Eine klinische Studie mit einer Gruppe von Probanden konnte bereits beweisen, dass die Ergebnisse aus den Mäuseexperimenten durchaus relevant sind. Lange galt, dass Süßstoffe den Blutzuckerspiegel nicht beeinflussen. Die neue Studie kam jedoch zu dem Schluss, dass zwei der verabreichten Süßstoffe – Saccharin und Sucralose – sehr wohl einen Effekt auf den Blutzuckerspiegel haben. Der tägliche Konsum der Süßstoffe führte, obwohl er unterhalb der empfohlenen Menge lag, zu einer schlechteren Glukoseverwertbarkeit und damit zu hohen Blutzuckerspitzen.

Was ist der Grund dafür? Die Forscher prüften Stuhlproben und stellten dabei fest, dass sowohl Saccharin und Sucralose als auch die anderen beiden untersuchten Süßstoffe Aspartam und Stevia die Zusammensetzung des Mikrobioms negativ beeinflussten. Um festzustellen, ob die Darmbakterien tatsächlich der entscheidende Faktor für die schlechtere Glukoseverwertbarkeit waren, transplantierten die Forscher Mäusen den Stuhl der Probanden. Und siehe da: Die Mäuse, welche die Stuhltransplantate der Teilnehmer der Sucralose- und der Saccharingruppe bekommen hatten, verarbeiteten die Glukose plötzlich ebenso schlecht wie die Studienteilnehmer selbst.

Wirklich paradox ist, dass künstliche Süßstoffe als Abnehmhilfe dienen sollen und teilweise sogar als gesund gelten. Denn angeblich helfen sie beim Kaloriensparen. Doch das ist nur die halbe Wahrheit: Die von den Süßstoffen verursachte Veränderung der Zusammensetzung des Darmmikrobioms führt zu einer Zunahme der Bakterien, die Kohlenhydrate abbauen, und dadurch können mehr Kalorien aus der Nahrung gewonnen werden als normal. Als Abnehmhilfe sind sie daher eher nicht geeignet. Wer seine Darmbakterien liebt, sollte also auf Süßstoffe besser verzichten.

GLUTAMAT

Glutamat ist ein natürlicher Bestandteil vieler Nahrungsmittel und ein wichtiger Neurotransmitter im Gehirn. Es ist sogar der wichtigste erregende Neurotransmitter. Außerdem wurde es von der europäischen Lebensmittelbehörde als »sicher« eingestuft. Wie kann es da schlecht für den Körper sein?
Nun, trotz dieser Einstufung kann es die Psyche beeinträchtigen. Glutamat wird in vielen Fertiggerichten in unnatürlich hohen Mengen als Zusatzstoff verwendet, um den fleischartigen Geschmack (umami) zu erzeugen. Während die Mengen in natürlichen Lebensmitteln völlig unbedenklich sind und keinerlei Auswirkungen auf den Körper haben, zeigen Studien zum Geschmacksverstärker Mononatriumglutamat etwas anderes: Tatsächlich wird ein Großteil des über die Nahrung aufgenommenen Glutamats direkt für die Bildung verschiedener Aminosäuren genutzt. Deshalb gelangt nur noch ein Teil des Glutamats nach der Aufnahme im Darm in seiner ursprünglichen Form in den Blutkreislauf. Allerdings scheint diese Menge auszureichen, um das Nervensystem zu beeinflussen. Es muss auch nicht unbedingt die Blut-Hirn-Schranke überwinden, denn schon im Darm befinden sich Glutamatrezeptoren. Wenn sie stimuliert werden, werden verschiedene Gehirnregionen einschließlich des Hypothalamus aktiviert. Somit hat auch über die Nahrung zugeführtes Glutamat eine erregende Wirkung.

Nahrungsmittel, die Mononatriumglutamat enthalten können

- herzhafte Fertiggerichte
- Flüssigwürze
- Fertiggewürzmischungen
- Fertigsuppen (aus der Dose und aus der Tüte)
- Chips
- Fleischersatzprodukte

Du tust deiner Psyche viel Gutes, wenn du beim Einkauf Produkte ohne Glutamat wählst!

Eine glutamatreiche Ernährung wird, nebenbei bemerkt, mit einem erhöhten Schmerzempfinden in Verbindung gebracht. Darüber hinaus liefern Studien Hinweise darauf, dass der regelmäßige Verzehr von glutamatreichen Nahrungsmitteln zu einer Stimulation des Vagusnervs führen kann. Dies ist ein weiteres Indiz dafür, dass über die Nahrung aufgenommenes Glutamat deine Körperfunktionen beeinflusst.

WISSEN TO GO **Viele psychische Erkrankungen gehen mit einer Fehlregulation des Neurotransmitters Glutamat einher. Dazu zählen nicht nur Depressionen, Traumata oder Angststörungen, sondern auch Zwangsstörungen und Schizophrenie. Um ein Ungleichgewicht nicht zu verstärken, solltest du auf glutamatreiche Lebensmittel lieber verzichten.**

WARUM DU DEINEN KAFFEE (WAHRSCHEINLICH) FALSCH TRINKST

Für Müdigkeit hat heute niemand Zeit. Um morgens in die Gänge zu kommen, trinken viele Menschen deshalb zuerst einmal eine Tasse Kaffee. Meist bleibt es nicht bei einer Tasse, und so hangeln sie sich den ganzen Tag von einem Kaffee zum nächsten und können abends dann nicht einschlafen. Das Problem dabei ist, dass Koffein die Cortisolausschüttung steigert, sodass Kaffee die Stressachse auf künstliche Weise triggert. Du wirst wacher und kannst dich besser konzentrieren. Im Grunde ist der Kaffeeeffekt, der in erster Linie vom Koffein kommt, also ein weiterer Stressfaktor für deine Psyche. Hinzu kommt, dass Koffein in jedem Körper und damit auch auf jede Psyche anders wirkt. Es kann sogar Ängste auslösen oder verschlimmern, weil es die Amygdala reizt. Deshalb ist es bei einer Angststörung eher ungünstig, koffeinhaltigen Kaffee zu trinken.

Beim Kaffee geht es nicht darum, dass du ganz darauf verzichtest, obwohl das die beste Lösung wäre. Da er auch gesundheitsfördernde Substanzen enthält, geht es vielmehr darum, den richtigen Zeitpunkt für den Kaffeegenuss zu finden. Morgens direkt nach dem Aufstehen einen Kaffee auf nüchternen Magen zu trinken, ist keine gute Idee. Nicht nur, weil der Kaffee die Magenschleimhaut reizt, sondern auch, weil du deinem Körper die Chance geben solltest, selbstständig wach zu werden. Weißt du noch, dass die Cortisolwerte morgens am höchsten sind (siehe Seite 88)? Wenn du also gleich nach dem Aufstehen Kaffee trinkst, treibst du deinen Cortisolspiegel noch weiter nach oben, und das ist nicht gut. Morgens um 8 Uhr arbeiten die Nebennieren ohnehin bereits auf Hochtouren. Um sie nicht noch weiter zu belasten, solltest du deinen Kaffee frühestens

Kaffee und Cortisol

Jedes Mal, wenn du etwas Koffeinhaltiges trinkst, schütten deine Nebennieren Cortisol aus. Der Cortisolspiegel steigt mit jeder Koffeindosis wieder an, was sein natürliches Absinken am Abend erheblich verzögern kann.

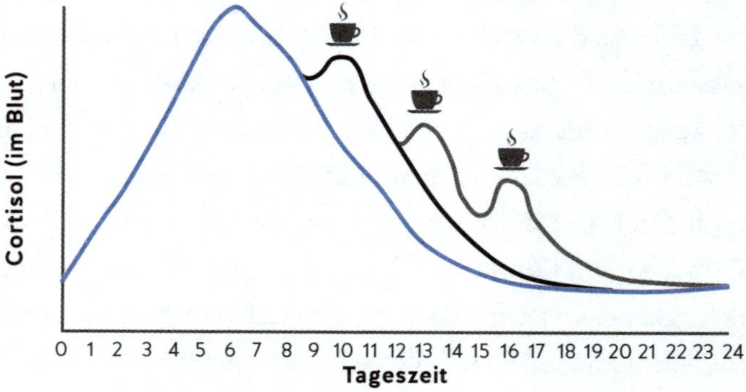

ab 9 Uhr und am besten nach dem Frühstück genießen (Faustregel: eine Stunde nach dem Aufstehen). Nachmittags solltest du spätestens um 16 Uhr die letzte Tasse Kaffee trinken. Wenn du unter Schlafproblemen leidest, rate ich dir, den Kaffeekonsum ebenfalls herunterzufahren. Wie du weißt, wirken Cortisol und Melatonin wie Gegenspieler. Wenn du sehr spät den letzten Kaffee trinkst, verhinderst du damit, dass du gut einschlafen kannst. Die künstliche Erhöhung des Cortisolspiegels bringt im Übrigen auch den Blutzuckerspiegel ins Wanken. Da ein stabiler Blutzuckerspiegel aber wichtig ist, solltest du Kaffee nach Möglichkeit immer direkt nach einer Mahlzeit trinken, niemals davor. Die gleichen Regeln gelten natürlich für koffeinhaltigen grünen oder schwarzen Tee.

LEBENSMITTELALLERGIEN UND UNVERTRÄGLICHKEITEN

Entscheidend für den Erfolg der Nervennahrungsmethode ist, dass du bei Lebensmittelallergien oder -unverträglichkeiten auf die betreffenden Nahrungsmittel verzichtest. Denn sie erzeugen Entzündungen oder andere Stressreaktionen im Körper und verursachen Symptome. Manche Menschen entwickeln Lebensmittelunverträglichkeiten auch infolge eines *leaky gut*. Dank einer darmfreundlichen Ernährung bilden sich Lebensmittelunverträglichkeiten manchmal sogar wieder zurück, aber leider ist das nicht die Regel.

Mit Allergien verhält es sich ähnlich und auch hier gibt es Fälle, in denen die Allergie wieder verschwindet, vor allem bei Kindern. Da bei Allergien immer das Immunsystem involviert ist und Alarm schlägt, solltest du allergieauslösende Nahrungsmittel unbedingt vom Speiseplan streichen. Falls du eine Allergie gegen bestimmte Nahrungsmittel vermutest, kannst du beim Arzt einen Test machen lassen. Wenn eine Allergie ausgeschlossen wurde, aber die Beschwerden bleiben, besteht vielleicht eher eine Lebensmittelunverträglichkeit.

WISSEN TO GO

Bei ernährungsbedingten Darmproblemen sollte auch eine Dünndarmfehlbesiedlung (SIBO) ausgeschlossen werden. Bei dieser Form der Dysbalance siedeln sich Bakterien im Dünndarm an, die dort eigentlich nicht hingehören. Eine Dünndarmfehlbesiedlung solltest du von einem Facharzt (Gastroenterologen) abklären und behandeln lassen.

Darmbeschwerden und auch das Reizdarmsyndrom sind oft die Folge unentdeckter Lebensmittelunverträglichkeiten, die sich aufgrund einer cortisolbedingten Hypersensibilität entwickeln. Auch wenn es sich dabei um keine »echten« Entzündungen handelt, belasten typische Symptome wie Blähungen, Bauchschmerzen oder -krämpfe, Durchfall, Verstopfung, Übelkeit und Hautausschlag deine Psyche.
Deshalb solltest du dieses Thema unbedingt angehen, sofern dies nicht längst geschehen ist. Ein Ernährungstagebuch, in dem du festhältst, wann du gegessen hast, was und wie viel du verzehrt hast, wie die Situation war, wie gestresst du warst und ob du Symptome hattest, kann Aufschluss über die Zusammenhänge geben. Es kann dir auch dabei helfen, deine Darm-Hirn-Achse besser zu verstehen. Es kann sogar sein, dass dir manche Lebensmittel nur dann nicht bekommen, wenn du sehr gestresst bist. Dies macht einmal mehr die Rolle der Darmbakterien und des Darmhirns deutlich.

DAS SAGT DIE PSYCHE **Wenn ich glücklich bin, passen die Darmbakterien ihre Stoffwechselprozesse an meinen Gefühlszustand an. In dieser Situation ist die Vielfalt der von den Darmbakterien produzierten Metaboliten am größten. Dies erklärt auch, wieso Lebensmittelunverträglichkeiten seltener auftreten. Sobald ich Angst habe, unter Stress stehe oder traurig bin, verändern die Darmbakterien ihren Stoffwechsel und damit auch die Produktion der von ihnen hergestellten Metaboliten.**

WARUM VIELE ERNÄHRUNGSTRENDS DER PSYCHE SCHADEN

Seit sich die Menschen bewusster mit dem Thema Gesundheit auseinandersetzen, jagt ein Ernährungstrend den nächsten. Gesundheit ist zum Marketinginstrument geworden und das Geschäft boomt. Dadurch ist ein »Diätenwahn« entstanden, der auch Schattenseiten hat. Das Problem ist nicht nur, dass viele Trenddiäten auf ganze Lebensmittelgruppen verzichten, wodurch wertvolle Nährstoffe verloren gehen. Das Problem ist auch, dass sie zu wenige Kalorien erlauben und der Fokus auf dem schnellen Gewichtsverlust liegt. Nichts davon ist gesund:

- Der Verzicht auf ganze Lebensmittelgruppen ist falsch und kann großen Schaden anrichten. Eine vielfältige Ernährung mit vielen verschiedenen Obst- und Gemüsesorten ist die Basis einer gesunden Ernährung.
- Wenn du viel weniger Kalorien aufnimmst, als dein Körper in Ruhe verbrennt (Grundumsatz), versetzt du ihn in den Überlebensmodus. Es wird unnötig Cortisol ausgeschüttet und das stresst deine Psyche.
- Versprechen von Gewichtsverlusten von mehr als einem Kilogramm pro Woche sind unrealistisch und schaden Körper und Psyche. Wenn du abnehmen möchtest, solltest du deinem Körper Zeit geben und deiner Psyche helfen, neue Gewohnheiten zu schaffen.

Deshalb solltest du im Hinterkopf behalten, dass nicht jeder Ernährungstrend deinem Körper und deiner Psyche guttut. Denn leider geht es dabei oft mehr darum, Geld zu verdienen. Was im Anschluss in deinem Körper passiert, interessiert kaum.

Um Fett zu verlieren, musst du weniger Kalorien zu dir nehmen, als du verbrennst. Dies ist das sogenannte Kaloriendefizit. Allerdings verursachen ein radikales Kaloriendefizit und viele realitätsfremde Regeln Stress im Körper, was wiederum Stimmungsschwankungen, schlechte Laune und Angstgefühle begünstigt. Langfristig ist es daher klüger, wenn du lernst, auf dein persönliches Hunger- und Sättigungsgefühl zu hören, und ganz allmählich abnimmst, statt dir irgendwelche Regeln aufzuerlegen, die du auf lange Sicht sowieso nicht einhalten kannst. Eine gesunde Ernährung ist ein Langstreckenlauf und kein Sprint! Es geht darum, sie an deine persönlichen Bedürfnisse anzupassen, nicht umgekehrt. Vor allem aber sollte deine Gesundheit stets an erster Stelle stehen.

INTERVALLFASTEN

Dein Gehirn ist auf eine stetige Energiezufuhr angewiesen. Daher fällt das Intervallfasten durch, denn schließlich ist das Ziel dabei, dem Körper für eine gewisse Zeit keine Energie zuzuführen und ihm dadurch eine Pause zu gönnen. Da gibt es zum Beispiel die 16:8-Methode, bei der du acht Stunden lang essen darfst und danach 16 Stunden fastest. Oder die Variante, bei der du 5 Tage die Woche essen darfst und an 2 Tagen fastest. Unabhängig, davon, um welche Variante es sich handelt, gilt: Sie tut deiner Psyche auf Dauer nicht gut. Dabei ist es auch egal, ob das Frühstück wegfällt oder das Abendbrot. Bei all den positiven Nachrichten über das Intervallfasten – es kann zum Beispiel die Zellreinigung anregen oder die Herzfunktion verbessern – wird die Hormongesundheit leider vergessen. Die Effekte auf den Cortisolspiegel sind alles andere als positiv. Bereits unmittelbar nach Fastenbeginn fängt der Cortisolspiegel an zu

Intervallfasten und Cortisol

Bei längerem Intervallfasten erhöht sich der Cortisolspiegel. Es wird auch häufiger Cortisol ausgeschüttet.

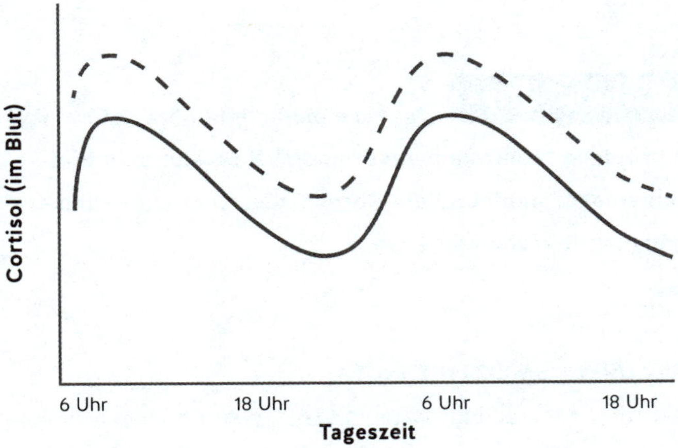

steigen. Nach längeren Intervallfastenphasen steigt nicht nur der Cortisolspiegel, sondern auch die Häufigkeit der Cortisolausschüttung. Dieser Mechanismus beruht wahrscheinlich auf der Aktivierung der Stressachse aufgrund des ungewöhnlich großen Kaloriendefizits, das in der »Fastenzeit« entsteht.

Ein weiterer Grund, weshalb Intervallfasten deiner Psyche schadet, ist seine Wirkung auf das Hunger- und Sättigungsgefühl. Das liegt einerseits daran, dass es für einige Menschen eine Erleichterung ist, die Verantwortung abzugeben und künftig die Uhr bestimmen zu lassen, wann sie Hunger haben dürfen. Zum anderen kann die zeitliche Einschränkung zum sogenannten *binge eating* führen, also zu Essanfällen. Wenn du dir etwa angewöhnst, morgens nichts zu essen, obwohl du immer gern gefrühstückt hast, lernst du, die Hungersignale zu ignorieren. Mit der Zeit verlernst du, wie sich Hunger anfühlt. Dies kann im schlimmsten Fall der erste Schritt in eine Essstörung sein.

NERVENNAHRUNGSTIPP

Iss regelmäßig und höre auf damit, irgendwelche Mahlzeiten auszulassen! So bleibt dein Blutzuckerspiegel stabil und die Cortisolausschüttung wird nicht unnötig in die Höhe getrieben.

SAFTKUREN, SMOOTHIES & CO

Saftkuren sind aus den sozialen Medien kaum wegzudenken. Sie stehen hoch im Kurs und sind das Paradebeispiel eines schädlichen Diättrends. Immer wieder sehe ich Influencer auf Instagram, die entsprechende Produkte bewerben, ohne sich offensichtlich vorher mit den Inhaltsstoffen auseinandergesetzt zu haben. Saftkuren sollen das Fasten erleichtern, entschlacken, entgiften und schmecken. Aber ist das wirklich so? Natürlich nicht! Die Säfte schmecken, weil sie im Grunde purer Zucker sind. Das heißt, dein Blutzucker schießt mit jeder Saftportion steil in die Höhe und verabschiedet sich genauso jäh wieder nach unten. Gleiches gilt für überteuerte Smoothies aus dem Supermarkt. Saftkuren haben deshalb wenig mit Fasten zu tun. Übrigens: Dein Körper entgiftet jeden Tag von ganz allein. Dafür hat er Organe wie die Haut, die Leber oder die Nieren.

WISSEN TO GO **Echtes Heilfasten funktioniert anders. Hier sind nur Brühe, Wasser und Kräutertee erlaubt. Im Gegensatz zum Intervallfasten, das als langfristige Ernährungsweise dienen soll, ist das klassische Heilfasten auf einen Zeitraum von ungefähr sieben Tagen begrenzt. Das ist auch gut so, denn dein Körper braucht regelmäßig Energie. Obwohl auch beim Heilfasten der Cortisolspiegel im Blut über Tage hinweg erhöht ist, weil sich der Körper auf diese Weise Energie aus den körpereigenen Reserven holen kann, scheint es die Neurotransmitterausschüttung im Gehirn positiv zu beeinflussen. Das Heilfasten soll unter anderem die Produktion der kurzkettigen Fettsäuren durch die Darmbakterien ankurbeln. Allerdings sind zum Nachweis dieser Wirkung noch weitere Studien nötig.**

»TRENDVEGANISMUS«

Die vegane Ernährung hat viele positive Seiten, die ich nicht infrage stellen möchte. Es gibt keine andere Ernährungsweise, bei der sich die Darmbakterien über mehr Ballaststoffe freuen können – zumindest dann, wenn man sich ernsthaft mit der veganen Ernährung auseinandergesetzt hat. Wenn du Fleisch einfach nur durch Fleischersatzprodukte ersetzt, macht das deinen Körper aber nicht automatisch gesünder. Vielleicht hast du in letzter Zeit auch schon beobachtet, dass das Angebot an veganen Produkten in den Supermärkten explosionsartig zunimmt. Dabei haben wir es zum Großteil mit Fleischersatzprodukten zu tun, die viele Menschen bedenkenlos kaufen. In diesem Zusammenhang solltest du dir bewusst machen, dass es sich hier um hochverarbeitete Nahrungsmittel handelt. Wenn du dich wirklich darmfreundlicher und gesünder ernähren willst, gehören solche Produkte nicht auf deinen Speiseplan. Viele Langzeitveganer sind zwar durchaus dankbar für die »veganfreundliche« Entwicklung in den letzten Jahren. Immerhin haben sie dadurch in vielen Restaurants endlich mehrere Gerichte zur Auswahl. Dennoch ist es so, dass eher die »Trendveganer« die Fleischersatzprodukte kaufen.

WIE ES MIR GING

Meine vegane Zeit und warum ich wieder Fleisch esse

Hätte man mir vor ein paar Jahren gesagt, dass der Veganismus einmal richtig berühmt wird, hätte ich es für einen Scherz gehalten. Tatsächlich war auch ich vor über zehn Jahren einmal für ein paar Monate vegan. In den USA lebte ich bei einer Familie, die sich vegan ernährte, weshalb ich mich meist genauso ernährte. Anfangs war ich skeptisch und fragte mich, was man dann überhaupt noch essen durfte. Doch mit der Zeit fand ich Gefallen daran. Zurück in Deutschland wollte ich die vegane Ernährung fortsetzen. In dem Internat, in dem ich wohnte, war das jedoch nicht möglich, weshalb ich nach einigen Wochen wieder anfing, tierische Lebensmittel zu essen. Damals hatte man es bereits als Vegetarier nicht leicht, und wenn man nach Tofu, Gemüsebratlingen oder Hummus fragte, schaute man in verwirrte Gesichter. Ich unterschätzte auch völlig, wie viele Nährstoffe mir durch die vegane Ernährung entgingen, denn leider hatte ich mich mit dieser Ernährungsform nicht auseinandergesetzt. Ich dachte noch, es sei grundsätzlich einfach gesünder, auf alles Tierische zu verzichten. Heute weiß ich es besser!

Ein großes Manko der veganen Ernährung ist, dass wichtige Nährstoffe fehlen oder über pflanzliche Lebensmittel nicht in ausreichenden Mengen vom Körper aufgenommen werden. Dazu zählen Omega-3-Fettsäuren, Vitamin B_{12}, Vitamin D, Eisen, Kalzium, Jod, Zink, Selen und verschiedene Proteine. Eine ganze Reihe also, die ausgerechnet für die Nerven wichtig sind. Die fehlenden Nährstoffe müssen dann über Nahrungsergänzungsmittel zugeführt werden und es stellt sich die Frage, ob dies das Ziel einer gesunden Ernährung sein kann. Vor dem Hintergrund des Nährstoffbedarfs ist eine vegane Ernährung also nicht gesünder – weder für deinen Körper noch für deine Psyche. Genauso ungesund ist es natürlich, jeden Tag Fleisch zu essen, was Entzündungen fördern kann. Das Zauberwort für eine starke Psyche lautet »pflanzenbetonte Ernährung«. Und dafür kannst du dir eines von der veganen Ernährung abgucken: die große Gemüsevielfalt.

NAHRUNGSERGÄNZUNGSMITTEL SOLLTEN KEINE DAUERLÖSUNG SEIN

Um eines vorwegzunehmen: Nährstoffmängel haben Folgen und es muss auch etwas dagegen unternommen werden. Nichtsdestotrotz hat sich der Umgang mit Nahrungsergänzungsmitteln in eine Richtung entwickelt, die gefährlich ist. Obwohl die Mehrheit der Erwachsenen in Deutschland übergewichtig ist, leiden viele von ihnen unter einem Nährstoffmangel. Wie passt das zusammen? Ganz einfach: Überernährung bedeutet noch lange nicht, dass mit einem Zuviel an Nahrung auch genügend Nährstoffe aufgenommen werden. Am häufigsten fehlt es den Menschen in Deutschland an Eisen, Jod, Folsäure, Vitamin B_{12} und Vitamin D.

Beim Arztbesuch ist die Verwunderung über das Blutbild mit den entgleisten Werten oft groß. Doch statt die Ernährung umzustellen, schlucken die meisten Betroffenen Nahrungsergänzungsmittel. Häufig ist dies sogar die erste Empfehlung der Ärzte und schon haben wir wieder das Problem, dass das Symptom behandelt wird, nicht die Ursache. Die Ursache ist in diesem Fall ganz offensichtlich eine einseitige Ernährung. Die Ausnahme bilden Menschen mit bestimmten Erkrankungen, die zum Beispiel den Stoffwechsel betreffen. Ich kann verstehen, dass es einfacher ist, Nahrungsergänzungsmittel einzunehmen. Allerdings bin ich der Ansicht, dass ihre Verwendung derzeit überhandnimmt.
In den allermeisten Fällen wäre das in die oft viel zu teuren Pillen investierte Geld besser angelegt, wenn man es in die Ernährung, also in gute, hochwertige und nährstoffreiche Lebensmittel stecken würde. Die in Lebensmitteln enthaltenen Nährstoffe werden vom Körper ohnehin viel besser aufgenommen. Schon der Begriff »Lebensmittel« zeigt den hohen Wert für die Ernährung, während der Name »Nahrungsergänzungsmittel« ebenso deutlich zeigt, dass es sich nicht um einen Ersatz, sondern bestenfalls um eine Ergänzung handelt. Zudem enthalten natürliche Lebensmittel verträgliche Mengen an Nährstoffen, was man von vielen Nahrungsergänzungsmitteln nicht behaupten kann. Und genau das ist das Problem: Die hohen Dosen können toxisch werden und sogar zu Krebs oder neurologischen Ausfällen und Nervenschäden führen. Kritisch sind sie vor allem dann, wenn der Nährstoffstatus im Blut nicht regelmäßig überprüft wird. Deshalb solltest du Nahrungsergänzungsmittel nur einnehmen, wenn es wirklich nötig ist, und bei einer Einnahme regelmäßig dein Blut untersuchen lassen.

BEWEGUNG HILFT GEGEN STRESS

Damit unsere Vorfahren im Fall eines Säbelzahntigerangriffs weglaufen konnten, hat die Evolution den Körper so konzipiert, dass er ohne Probleme ein paar Kilometer durchhalten kann. Glücklicherweise kommt es heutzutage nicht mehr so oft vor, dass du vor einer Gefahr weglaufen musst. Allerdings geht damit auch ein wichtiger Effekt verloren: der Stressabbau. Die körperliche Anstrengung hilft dir nämlich dabei, Stress abzubauen und den Cortisolspiegel wieder zu normalisieren.

DAS SAGT DIE PSYCHE **Wenn du dich regelmäßig bewegst, machst du mich sehr glücklich. Durch die Bewegung gelangt mehr Sauerstoff in die Zellen, der Stoffwechsel kommt wieder in Fahrt und die Energieversorgung wird verbessert. Außerdem schüttet das Gehirn Dopamin und Serotonin aus, was mir dabei hilft, Stress abzubauen.**

Darüber hinaus regt Bewegung den Stoffwechsel an. Bei Depressionen kann sie sogar ähnlich wirksam sein wie Medikamente, wie die durch Bewegung angestoßenen biochemischen Vorgänge zeigen. Die freigesetzten Stoffe können wie Antidepressiva wirken. Bewegung tut deiner Psyche also gut und auch die Darmbakterien lieben sie: Wer sich regelmäßig bewegt, besitzt eine größere Vielfalt und ein besseres Gleichgewicht aus guten und schlechten Bakterien. Bewegung erhöht vor allem den Anteil Butyrat produzierender Bakterien wie *Roseburia hominis,*

Faecalibacterium pausnitzii und *Ruminococcaceae* (siehe auch Seite 152). Sie aktiviert die Verdauung, was die Kontaktzeit zwischen Krankheitserregern und der schützenden Darmschleimschicht verkürzt.

Obwohl es kein Geheimnis ist, dass Bewegung der Psyche guttut, bewegen sich die wenigsten Menschen regelmäßig oder ausreichend lange. Im Durchschnitt sitzt du jeden Tag 9,2 Stunden, also 554 Minuten. Ganz schön viel, oder? Zugegeben, ich war selbst lange ein ziemlicher Bewegungsmuffel. Doch seit ich mich regelmäßig bewege, und damit meine ich täglich mindestens eine halbe Stunde, geht es mir viel besser.

Eine Untersuchung, die fast 34 000 Teilnehmer über elf Jahre lang begleitete, kam zu dem Ergebnis, dass bereits regelmäßiges Spazierengehen vor Depressionen und Angststörungen schützt. Schon ein einstündiger Spaziergang in der Woche hat demnach einen vorbeugenden Effekt. Wenn dir gerade nicht nach Sport zumute ist, kannst du stattdessen also immer eine Runde spazieren gehen. Noch ein kurzer Reminder: Du musst kein Marathonläufer werden oder einen Rekord im Wandern aufstellen. Stattdessen solltest du erkennen, wie gut Bewegung deiner Psyche tut und wie gut du dabei abschalten kannst.

NERVENNAHRUNGSTIPP

Mache regelmäßig Spaziergänge. Sie sind auch eine sehr gute Gelegenheit, um Sonne zu tanken. Außerdem kannst du die Zeit beim Gehen dazu nutzen, ein Hörbuch zu hören, mit Freunden zu telefonieren oder einfach mal nur für dich zu sein und die Natur zu beobachten.

Auf der anderen Seite kann auch zu viel Bewegung, vor allem eine zu häufige sportliche Betätigung, Schaden anrichten, da der Körper dann keine Möglichkeit mehr hat, seine Energiereserven wieder aufzufüllen. Man bezeichnet dies als »Übertrainingssyndrom«, allerdings trifft es auf nur auf wenige Menschen zu. Trotzdem möchte ich vor übermäßigem Ehrgeiz warnen, da der Körper auch Entspannungsphasen braucht. Beim Sport sollte es in allererster Linie um deine Gesundheit gehen. Sobald sich alles nur noch darum dreht, der Beste zu sein, gehen viele der positiven Sporteffekte wieder verloren. Einer der bedeutendsten Faktoren, der für die positiven Bewegungseffekte verantwortlich ist, ist BDNF. BDNF spielt eine wichtige Rolle beim Heranreifen neuer Nervenzellen und der Plastizität der Synapsen (siehe Seite 91–92). Bewegung lässt die BDNF-Konzentration im Blut ansteigen. Sie moduliert auch die Ausschüttung von Neurotransmittern, Endorphinen und sogar körpereigenen Cannabinoiden. Die Stimulation der Neurotransmitterausschüttung ist allerdings von ihrer Intensität abhängig. Dies betrifft vor allem die Ausschüttung von Serotonin und geht darauf zurück, dass unterschiedliche Formen körperlicher Bewegung verschiedene Hirnregionen aktivieren.

WISSEN TO GO

Endorphine sind Glückshormone aus körpereigener Produktion. Sie reduzieren Stress, wirken schmerzhemmend und machen glücklich. Körpereigene Cannabinoide steigern das Wohlbefinden ebenfalls. Sie beeinflussen zudem das Gedächtnis, die Konzentration und das Schmerzempfinden.

JOGGEN

Joggen hat von allen Sportarten einen der größten Effekte auf die psychische Gesundheit. Viele Untersuchungen belegen eine sehr gute antidepressive Wirkung des Laufens. Es kann nicht nur die Konzentration von Serotonin und Noradrenalin im Gehirn erhöhen sowie BDNF aktivieren, es senkt vor allem den Cortisolspiegel. Das Schöne ist auch, dass du dazu keine Mitgliedschaft im Fitnessstudio brauchst und jederzeit damit anfangen kannst. Stellt sich nur noch die Frage, wie oft du joggen gehen solltest. Wissenschaftler fanden heraus, dass drei 30-minütige Einheiten pro Woche mit einer Intensität von 70 bis 85 Prozent der individuellen maximalen Herzfrequenz eine ähnliche Wirkung entfalteten wie Antidepressiva. Wenn du länger joggst, ist das natürlich noch besser. Vielleicht hast du in diesem Zusammenhang auch schon vom Runner's High gehört. Dies ist eine Art Rauschzustand, der gelegentlich bei Langstreckenläufern auftritt und bei dem man das Gefühl hat, unendlich weiterlaufen zu können. Er soll unter anderem auf die Ausschüttung körpereigener Cannabinoide zurückzuführen sein.

WIE ES MIR GING

Von der Laufskeptikerin zur stolzen Joggerin

Bevor ich vor einigen Jahren mit dem Joggen anfing, war es für mich die langweiligste Sportart, die ich mir vorstellen konnte. Deshalb joggte ich die ersten Male, als ich mich regelrecht dazu zwang, dem Laufen eine Chance zu geben, auch nur etwas mehr als drei Kilometer. Für jemanden, der diesem Sport bislang nichts abgewinnen konnte, ist das eine Menge: eine Menge Selbstüberwindung und eine Menge Stolz, wenn man es geschafft hat. Ich

weiß also aus eigener Erfahrung, wie schwer der Anfang ist. Setze dir deshalb zu Beginn keine allzu großen, sondern lieber realistische Ziele. Fange klein an und steigere dich mit der Zeit. Wenn du am Anfang das Gefühl hast, dass du nicht mehr kannst, dann gehe einfach den Rest der Strecke. Hauptsache, du bewegst dich. Das gute Gefühl danach wird dir auf jeden Fall einen Motivationskick für das nächste Mal geben.

Psychische Erkrankungen spiegeln sich oft in einer Veränderung der Aktivität der Nerven wieder. Das heißt, dass es zu einer Veränderung der Hirnfunktion wie dem Nachlassen der Aufmerksamkeit und einer schlechteren Gedächtnisleistung kommt. Wenn du regelmäßig joggst, wirkst du dem entgegen. Durch die Bewegung erhöht sich die Aktivität der Nerven. Außerdem zeigten Untersuchungen, dass Joggen das Arbeitsgedächtnis, die Verarbeitungsgeschwindigkeit und die Lernfunktion depressiver Menschen verbessern kann.
Eines solltest dir unbedingt noch merken: Gehe niemals mit leerem Magen joggen, denn damit tust du deiner Psyche keinen Gefallen. So wird beim Laufen mehr Cortisol ausgeschüttet und das ist das Gegenteil von dem, was du erreichen willst.

YOGA UND PILATES

Yoga und Pilates wirken ebenso effektiv gegen psychische Erkrankungen wie das Joggen. Sie helfen dabei, negative Emotionen sowie Erschöpfung zu reduzieren und die Schlafqualität zu verbessern. Die Kombination von Atemübungen, Körperhaltung und Meditation schützt die Nerven im Gehirn und wirkt der Neurodegeneration (dem Absterben von Nervenzellen) ent-

gegen. Yoga soll sogar die Aufmerksamkeit und das Gedächtnis verbessern, da es den Sympathikus in Schach hält und damit hilft, die Stressachse zu regulieren und wieder in die Balance zu bringen. Dadurch sinkt der Cortisolspiegel.
Yoga und Pilates werden oft in einen Topf geworfen, dabei unterscheiden sie sich wesentlich in ihrer Herangehensweise. Während Yoga zum Ziel hat, die Psyche wieder mit dem Körper zu vereinen und zu innerer Ruhe zu führen, liegt beim Pilates der Fokus auf der Kräftigung des Körpers. Was beide eint, ist eine Verbesserung des Körpergefühls, und das ist für eine starke Psyche fundamental. Wenn du dein Körpergefühl verloren hast, weil du immer funktionieren musstest und die Signale deines Körpers ständig ignoriert hast, solltest du es schnellstens zurückgewinnen. Es hilft dir dabei, deine Emotionen zu deuten.
Es gibt viele weitere Sportarten, die der Psyche guttun und helfen, das Körpergefühl zu verbessern. Hier sind vor allem koordinative Sportarten wie Tanzen und Aerobic zu nennen.

GUTE GEWOHNHEITEN FÜR DEINE PSYCHE

Nicht jedem ist bewusst, dass er Gewohnheiten hat, die eigentlich schlecht für ihn sind und seiner Psyche schaden. Dazu zählen nicht nur eine ungesunde Ernährung und zu wenig Bewegung, es gibt noch einige Dinge mehr. Diese werden meist als »Lifestylefaktoren« bezeichnet.
Doch statt all die Gewohnheiten aufzuzählen, die schlecht für deine Psyche sind, möchte ich dir lieber Verhaltensweisen vorstellen, die dir dabei helfen, deine Gedanken und deine Emotionen zu sortieren. Ich zeige dir daher eine Auswahl verschiedener Möglichkeiten, um deine Psyche in Bestform zu bringen.

ENTWICKLE DEIN EIGENES MORGENRITUAL

Ein guter Tag beginnt mit der richtigen Routine – und damit meine ich nicht Duschen oder Zähneputzen. Wenn du morgens aufs Handy starrst, bevor du einen Fuß aus dem Bett gesetzt hast, solltest du etwas ändern. Natürliches Licht und Zeit für dich sind besonders wichtig. Nutze den Morgen, um dich zu sortieren und deinen Tag zu strukturieren. Kümmere dich um dich, bevor du dich um andere kümmerst, aber vor allem: »Rolle« nicht aus dem Bett an den Schreibtisch! Nichts ist wertvoller als Yoga oder ein Spaziergang am Morgen. Mit einem Spaziergang kannst du den Vitamin-D-Spiegel auffüllen. Natürliches Licht sorgt dafür, dass die Wirkung des Schlafhormons nachlässt. Wenn du bisher eher spät dran warst, solltest du künftig früher aufstehen und abends zeitig ins Bett gehen.

Ein gutes Morgenritual

06:30 Uhr: Aufstehen, Zähne putzen, duschen, anziehen
06:50 Uhr: Ein Glas Wasser trinken
06:55 Uhr: Eine Runde spazieren gehen oder Yoga
07:15 Uhr: To-do-Liste schreiben und Tag strukturieren
07:25 Uhr: Frühstücken
07:45 Uhr: In den Tag starten

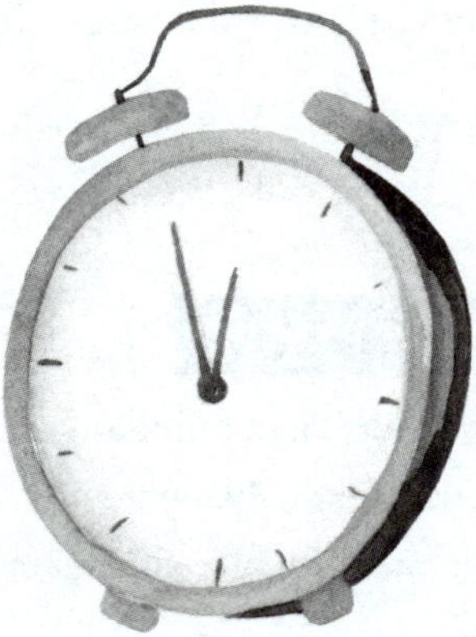

VERLEIHE DEINEN TAGEN STRUKTUR

Wie du eben schon gelesen hast, kannst du die Strukturierung deines Tages ganz einfach in deine Morgenroutine integrieren. Mache eine To-do-Liste oder einen Tagesplan und schreibe alles auf, was ansteht oder was du erledigen möchtest. Der Grund: Deine Psyche liebt Strukturen und kommt damit viel besser zurecht, als wenn du einfach in den Tag hineinlebst.

Mit Sicherheit erinnerst du dich noch an die ersten Tage an deinem aktuellen Arbeitsplatz. Weißt du auch noch, wie erschöpft du nach diesen ersten Tagen warst? Wahrscheinlich warst du so geschafft, dass du dich nach deiner Rückkehr nach Hause direkt wieder hättest schlafen legen können. Natürlich sind solche Tage Ausnahmesituationen, aber sie zeigen, was passiert, wenn du dich auf Situationen schlecht vorbereiten kannst und mit vielen neuen Eindrücken konfrontiert wirst. Unstrukturierte Tage wirken auf deine Psyche ermüdend. Auch wenn dir dieses Beispiel im ersten Moment banal erscheint, zeigt es, wie wichtig es ist, deinen Tagen Struktur zur verleihen. Zu einer guten Tagesstruktur gehört es im Übrigen auch, dass du immer zur gleichen Zeit aufstehst, isst oder schlafen gehst.

DAS SAGT DIE PSYCHE **Ich werde jeden Tag mit unzähligen neuen Eindrücken bombardiert. Eine gute Tagesstruktur und wiederkehrende Elemente im Alltag helfen mir, mich zumindest auf ein paar Situationen angemessen vorzubereiten.**

VERBESSERE DEINE SCHLAFGEWOHNHEITEN
Ebenso wichtig wie dein Morgenritual sind deine Schlafgewohnheiten und das, was du vor dem Einschlafen machst. Da du bereits weißt, wie wichtig Schlaf ist (siehe Seite 100–104), werden wir uns direkt anschauen, wie du deine Schlafgewohnheiten schrittweise verbessern kannst.

- Die erste Regel für erholsamen Schlaf lautet: Gehe früh genug schlafen! Achte darauf, dass du mindestens sieben Stunden schlafen kannst, zuzüglich Einschlafzeit. Die optimale Schlafdauer ist bei jedem anders, sollte aber zwischen sieben und neun Stunden betragen.
- Verbanne Handy und Fernseher aus dem Schlafzimmer und kaufe dir am besten noch heute einen Wecker. Nichts schadet der Schlafqualität mehr als das blaue Licht der Bildschirme. Ob Handy, Laptop oder Fernseher – sie alle verströmen blaues Licht, das die Ausschüttung des Schlafhormons stört.
- Entwickle ein Schlafritual, also eine Abfolge von Dingen, die du immer vor dem Schlafengehen machst. So weiß deine Psyche gleich: »Jetzt ist Zeit zum Schlafen.«
- Nutze dein Schlafzimmer nur zum Schlafen. Deine Psyche versucht immer, Verknüpfungen herzustellen. Dadurch kannst du je nach Kontext leichter bestimmte Handlungsabläufe abrufen. Dieses kontextabhängige Vorgehen kannst du für deine Schlafgewohnheiten nutzen. Wenn du ein Ritual entwickelt hast, bei dem an letzter Stelle das Einschlafen steht, solltest du erst ins Bett stolpern, wenn dir fast die Augen zufallen. In der Zeit davor kannst du den Tag Revue passieren lassen.

FÜHRE EIN 3-MINUTEN-TAGEBUCH

Aus eigener Erfahrung weiß ich, dass das klassische Tagebuchschreiben häufig nicht lange beibehalten wird. Der Aufwand ist einfach zu groß. Deshalb habe ich irgendwann angefangen, ein 3-Minuten-Tagebuch zu führen. Dazu nehme ich die morgendliche To-do-Liste zur Strukturierung des Tages abends noch einmal zur Hand. Ich gehe sie wie eine Checkliste durch und ergänze weitere Erlebnisse und Ereignisse, die ungeplant hinzugekommen sind. Nachdem ich die Liste ergänzt habe, markiere ich das positivste Ereignis des Tages und gebe dem Tag eine Note für die Gesamtstimmung von 1 (sehr schlecht) bis 10 (super).

Probiere es selbst einmal aus. Es ist sehr hilfreich, weil du alles, was du tagsüber erlebt hast, kurz überdenken kannst und sich deine Gedanken noch einmal sortieren können. Den gleichen Effekt hat es natürlich, wenn du ein klassisches Tagebuch führst oder deinen Tag in Stichpunkten notierst.

HOL DIR DEN URLAUB IN DEN ALLTAG

Weißt du noch, wann du dich das letzte Mal entspannt hast? Ich meine nicht deinen letzten Urlaub, sondern wann du das letzte Mal unter der Woche abgeschaltet hast? Wenn dir nichts einfällt, wird es höchste Zeit, daran zu arbeiten! Die meisten Menschen nehmen sich im Alltag zu wenig Zeit für Ruhe- und Entspannungsphasen. Da ist es nicht verwunderlich, dass es der Psyche immer schlechter geht. Vergiss nicht: Deine Psyche wird permanent mit Eindrücken aus der Außenwelt und dem Körperinneren bombardiert. Wenn du schon den inneren Monolog nicht abschalten kannst, solltest du wenigstens die Außenwelt und den Alltag für einen Moment hinter dir lassen.

Von Urlaub zu Urlaub?

Das »Von-Urlaub-zu-Urlaub-Denken« hat schon so manchen in einen Burn-out oder eine Depression gestürzt. Auch wenn dir kleine, entspannende Alltagsaktivitäten vielleicht unbedeutend erscheinen, sind sie extrem wertvoll. Hier ein paar Beispiele:

- Buche eine Massage.
- Gehe in die Sauna.
- Mache regelmäßig Atemübungen.
- Plane ein Picknick im Park.
- Nimm dir Zeit für Zärtlichkeiten und Sex.
- Setze dich im Freien in die Sonne und lies ein Buch.

Bestimmt fallen dir noch ein paar erholsame Maßnahmen für den Alltag ein. Falls nicht, dann stelle dir die Frage, was du früher gern gemacht oder was du schon lange nicht mehr gemacht hast.

NUTZE ATEMÜBUNGEN

Atemübungen sind die einfachste Entspannungsmethode der Welt. Eine davon ist die 4-7-8-Atmung (siehe Seite 230). Sie ist meine absolute Lieblingsübung, denn sie nimmt kaum Zeit in Anspruch und ist das perfekte Beispiel dafür, wie einfach Entspannung sein kann. Natürlich ist die 4-7-8-Atmung nicht die einzige Atemübung. Es gibt viele verschiedene Techniken und hilfreiche Apps, die sie anleiten.

Atemübungen helfen in fast jeder Situation und ziehen deine Aufmerksamkeit für einen kurzen Moment vom Alltag ab. Die richtige Atmung ist wichtig, um den Körper in einen tieferen

Entspannungszustand zu bringen. Wenn du gestresst bist, ertappst du dich vielleicht manchmal dabei, dass du den Atem anhältst oder das Gefühl hast, nicht genügend Luft zu bekommen. In solchen Momenten sind Atemübungen besonders nützlich. Sie helfen dir, dich ganz auf dich selbst zu konzentrieren, und wirken deshalb effektiv gegen Angstzustände und Panikattacken. Du kannst sie auch vor oder nach Präsentationen und anderen belastenden Situationen im Beruf machen oder in dein Schlafritual einbauen.

4-7-8-Atmung

Eine ebenso bekannte wie einfache Entspannungsübung ist die 4-7-8-Atmung. Und so geht's:

- Atme durch die Nase in. Zähle dabei im Kopf bis vier.
- Halte die Luft an. Zähle dabei im Kopf bis sieben. Wenn das (noch) nicht geht, halte die Luft so lange an, wie du kannst.
- Atme mit hörbarem Geräusch durch den Mund aus. Zähle dabei im Kopf bis acht.
- Wiederhole diesen Übungsablauf mindestens viermal. Du kannst die Augen dabei offen lassen oder schließen – je nachdem, was sich besser anfühlt.

Entscheidend für den Entspannungseffekt ist vor allem das zeitliche Verhältnis der Atemzüge zueinander. Die Ausatmung sollte deutlich länger sein als die Einatmung. Fokussiere dich zu Beginn darauf. Nach ein paar Tagen kannst du die Zahl der Wiederholungen steigern.

FÜHRE PAUSENBLOCKER EIN

Wenn es eines gibt, das du dir von rauchenden Kollegen abgucken kannst, dann sind das die »Raucherpausen«. Verstehe mich nicht falsch, ich halte nichts vom Rauchen. Aber eines machen Raucher richtig: Sie gehen nach draußen und nehmen sich eine Auszeit. Im Arbeitsalltag kommen kleine Pausen oft buchstäblich zu kurz. Bei vielen ist der Terminkalender so voll, dass die Arbeit eher ein »Terminhopping« ist. Manche Berufe, etwa in der Pflege, lassen noch weniger Pausen zu. Da hat das Gehirn keine Zeit zu verarbeiten, was gerade gesagt wurde oder passiert ist. Man gerät noch schneller unter Stress.

Jeder Mensch braucht Auszeiten. Daher möchte ich dir ans Herz legen, Pausenblocker einzuführen und Termine so zu legen, dass du immer einen eingebauten Zeitpuffer von 5 Minuten hast – auch wenn du nur für dich arbeitest. Stelle dir einen Timer oder plane so, dass du kurz Luft holen kannst. Falls dich deswegen das Gewissen plagt, dann gehe einfach mal mit den Raucherkollegen raus. Aber fange bitte nicht an zu rauchen!

WISSEN TO GO

Rauchen ist eine starke Droge, die einen stimmungsverändernden Einfluss auf die Psyche hat. Emotionen werden für einen Moment einfach unterdrückt, weshalb das Rauchen auf viele Menschen beruhigend wirkt. Trotzdem müssen die Emotionen irgendwann verarbeitet werden. Daher ist es nicht verwunderlich, dass Rauchen depressiv macht und die Wahrscheinlichkeit einer psychischen Erkrankung erhöht. Das Gleiche gilt übrigens auch für den Alkohol.

NEUE GEWOHNHEITEN UND WIE DU SIE AM BESTEN UMSETZT

Die Theorie und das Verständnis der Zusammenhänge und der zugrunde liegenden Mechanismen, wie du deine Psyche stark machen kannst, ist das eine. Die praktische Umsetzung ist deutlich schwieriger. Unabhängig davon, ob du alte Ernährungsgewohnheiten ersetzen oder neue, gesunde Gewohnheiten schaffen möchtest, ist die anfängliche Motivation oft schnell wieder verflogen und die Initiative verläuft im Sande. Denn neue Gewohnheiten sind meist nur dann erfolgreich, wenn sie als Alltagshelfer dienen und keine zusätzliche Belastung darstellen. Der Grund dafür ist, dass deine Psyche ihre »alten« Gewohnheiten liebt und äußerst ungern darauf verzichtet.

Letztlich sind Gewohnheiten nur Handlungsweisen, die sich in der Vergangenheit als sehr erfolgreich erwiesen haben. Sie sind so automatisiert, dass sie kaum Energie benötigen, und damit so etwas wie mentale Abkürzungen. Außerdem wirst du nach Ausführung der Handlung mit einem positiven Gefühl belohnt. Das motiviert dich noch mehr und ist auf die Ausschüttung von Dopamin zurückzuführen. Wieso also solltest du auf dieses Gefühl verzichten? Wieso solltest du freiwillig mehr Energie aufwenden, wenn es bereits energiesparende Alternativen gibt? Und wieso sollte die Psyche nach einer neuen Lösung suchen, wenn sie längst eine gefunden hat? Wenn du versuchst, deine Gewohnheiten zu verändern, geht also nicht nur die Belohnung verloren. Es ist auch wieder mehr Energie nötig. Dabei möchte dein Gehirn energieeffizient weiterarbeiten. Dies ist der Grund, weshalb wir oft scheitern, wenn wir schlechte Gewohnheiten ersetzen möchten. »Energie sparen und positive Gefühle erzeugen« ist das oberste Ziel deiner Psyche.

DAS SAGT DIE PSYCHE **Ich bin dafür verantwortlich, dass es dir manchmal so schwerfällt, die neuen Gewohnheiten beizubehalten. Oft liegt das daran, dass du dir zu viel vornimmst und zu viel auf einmal erreichen willst. Weißt du eigentlich, wie anstrengend es ist, all die Synapsen neu zu verknüpfen und mir die vielen neuen Dinge zu merken? Sei bitte etwas geduldiger mit mir, sonst überforderst du mich.**

Wenn du also vor einem bekannten Problem stehst, greifst du zunächst auf bewährte Handlungsweisen zurück. Anders sieht es aus, wenn du auf ein neues Problem stößt. In diesem Fall bist du gezwungen, verschiedene Möglichkeiten auszuprobieren, bis du eine Lösung gefunden hast. Deshalb bilden sich deine Gewohnheiten nicht immer bewusst heraus, sondern sind häufiger das Ergebnis des Zufalls. Sobald dein Gehirn Dopamin ausschüttet und deine Psyche die Belohnung registriert, versucht sie zu rekonstruieren, was ihr vorausgegangen ist. Sie möchte sich daran erinnern können, wenn du wieder in die gleiche Situation kommst. Diese Rekonstruktion kann natürlich fehlerhaft sein – die perfekte Gelegenheit für die Entstehung schlechter Gewohnheiten. Je häufiger du mit dem gleichen Problem konfrontiert wirst und die gleiche Handlung vollziehst, desto stärker wird die Verknüpfung. Das heißt, dass jedes Mal weniger Energie notwendig ist, weil das Verhalten automatisiert ist. Eine neue Gewohnheit ist entstanden. Wie also kannst du die Gewohnheiten der Nervennahrungsmethode etablieren?

SO BILDEST DU MÜHELOS NEUE GEWOHNHEITEN

Entscheidend für den Erfolg neuer Gewohnheiten ist nicht unbedingt, worum es sich dabei handelt. Viel wichtiger ist, wie du an die Sache herangehst. Glücklicherweise gibt es ein paar Tricks, die du nicht nur für die Nervennahrungsmethode, sondern für jede andere Gewohnheit verwenden kannst. Im allerersten Schritt musst du erkennen, welche Gewohnheiten dir guttun und welche du besser verändern solltest. Denn du kannst nur etwas verändern, wenn du weißt, was du ändern willst. Sobald du dir darüber im Klaren bist, solltest du nicht lange fackeln und loslegen!
Erfolgreiche Gewohnheiten beginnen bereits mit der richtigen Formulierung. Je genauer du festlegst, »wann« und »wo« du dich »wie« verhalten willst, desto mehr hilft es dir dabei, dein Ziel zu realisieren. Notiere dir deshalb zuerst dein Ziel:

- Du willst mit dem Joggen beginnen? Dann lege genau fest, wann du wo eine Runde joggen wirst: »Ich werde morgen um 17 Uhr im Stadtpark 30 Minuten joggen.«
- Du willst deine Ernährung umstellen? Dann mache dir einen Speiseplan für die nächsten Tage und lege fest, wann du kochst und was es zum Essen geben soll: »Ich werde morgen um 18 Uhr in meiner Küche einen Salat zubereiten.«

Wenn du konkret planst, wann und wo du die neue Gewohnheit umsetzen willst, wirst du erfolgreicher sein, als wenn du nur davon sprichst, sie umsetzen zu wollen. Ein guter Plan nimmt dir die Entscheidung ab und verhindert, dass du dich zu einem späteren Zeitpunkt womöglich anders entscheidest. Ein weiterer Trick ist die »unterbewusste Offensichtlichkeit«, das sogenannte Nudging. Was genau ich meine? Wenn du willst, dass eine Gewohnheit Teil deines Lebens wird, musst du einen Reiz schaffen, der dich unterbewusst in die richtige Richtung lenkt. Er soll dich sozusagen »anstupsen«:

- Wenn du darmfreundlicher essen möchtest, dann stelle eine Schale mit Gemüse gut sichtbar in die Küche oder den Kühlschrank.
- Wenn du dir vornimmst, Yoga zu machen, dann lege schon einmal die Yogamatte bereit.
- Wenn du gesünder kochen willst, dann stelle alle nötigen Utensilien vorab auf die Arbeitsfläche.
- Wenn du eine Runde joggen möchtest, dann lege die Laufkleidung aus dem Schrank.

Du glaubst nicht daran, dass du dich dadurch beeinflussen lässt? Dann möchte ich dich daran erinnern, dass du nie rationale Entscheidungen triffst und deine Gefühle das Ergebnis deiner Bewertung der Umwelt sind (siehe Seite 28). Übrigens: Die Wirkung des Nudgings ist wissenschaftlich bewiesen.
Ähnliches gilt für deine Umgebung und die Menschen in deinem Umfeld. Wenn du dich mit Menschen umgibst, die das gleiche Ziel haben wie du, wird es dir wesentlich leichter fallen, neue Gewohnheiten zu etablieren. Wenn du jemanden kennst, der wie du die Nervennahrungsmethode zu einem Bestandteil seines Lebens machen möchte, dann tut euch zusammen und motiviert euch gegenseitig. Geht zusammen spazieren oder trefft euch zum Kochen. Auch WhatsApp- oder Facebook-Gruppen können wertvoll sein, um Gleichgesinnte zu finden.

Ein entscheidender Fehler bei der Bildung neuer Gewohnheiten ist die »Ganz-oder-gar-nicht-Mentalität«. Gerade am Anfang geht es darum, dass du dir die Umsetzung so einfach wie möglich machst. Wenn du dich unter Druck setzt, wirst du schnell wieder die Motivation verlieren. Natürlich gibt es auch Menschen, die sehr diszipliniert sind und die es schaffen, neue Gewohnheiten direkt beizubehalten. Doch dafür ist erstens nicht jeder gemacht und zweitens sollte das kein Maßstab sein. Mache dir deshalb den Einstieg nicht schwerer als nötig, sondern steigere dich lieber schrittweise.

Die Phasen der Gewohnheitsbildung

Phase 1	Phase 2	Phase 3	Phase 4
5 Minuten joggen, den Rest der 30 Minuten gehen.	15 Minuten joggen, den Rest der 30 Minuten gehen.	30 Minuten am Stück joggen.	3-mal pro Woche 30 Minuten joggen.
Ein Abendbrot durch einen Beilagensalat ergänzen.	Ein Abendbrot durch ein gemüsehaltiges Gericht ersetzen.	3-mal wöchentlich mittags auf gemüsereiche Mahlzeiten setzen.	Jeden Tag genügend Gemüse essen.
Jeden Abend pünktlich zu Hause sein.	Jeden Abend pünktlich alle elektrischen Geräte ausmachen.	Jeden Abend pünktlich im Bett liegen.	Jeden Abend pünktlich schlafen gehen.

Ein weiterer Grund, weshalb man die meisten Gewohnheiten nicht lange beibehält, ist die fehlende Belohnung. Leider führen die wenigsten gesunden Gewohnheiten zu einer unmittelbaren Befriedigung, die dir zeigt, dass sich die Mühe gelohnt hat. Da

Geduld nicht zu den Stärken deiner Psyche zählt, ist es wichtig, dass du deinen Erfolg sichtbar machst. Wenn du im Blick hast, was du bereits geschafft hast, wirst du deine neuen Gewohnheiten eher beibehalten. Für das sogenannte Gewohnheitstracking gibt es verschiedene Möglichkeiten:

- Du kannst ganz klassisch einen Kalender führen und immer dann ein Kreuzchen machen, wenn du die neue Gewohnheit umgesetzt hast.
- Du kannst eine App nutzen, die dir ebenfalls zeigt, wie viel du bereits geschafft hast.
- Du kannst jeden Tag einen Euro in eine Spardose stecken, wenn du die neue Gewohnheit umgesetzt hast. Am Ende des Monats kannst du dir davon etwas Schönes kaufen.

Nur so wird sich eine Handlungsabfolge immer mehr automatisieren. Ist die Automatisierung einmal gelungen, kannst du die bislang dafür benötigte Energie wieder in die Bildung neuer Gewohnheiten investieren.

WIE LANGE DAUERT ES, BIS EINE NEUE GEWOHNHEIT ENTSTEHT?

Immer wieder steht die Frage im Raum, wie lange es dauert, eine neue Gewohnheit zu bilden. Leider lässt sich diese Frage nicht so pauschal beantworten. Auch wenn es oft anders behauptet wird: Es gibt keine feste Zahl von Tagen, nach denen eine neue Handlungsabfolge offiziell zur Gewohnheit geworden ist. Das Gute an Gewohnheiten ist, dass sie die Energiekapazitäten des Gehirns nicht weiter beanspruchen, weil du ihren

Ablauf vollkommen verinnerlicht hast. Daher kommt es vor allem darauf an, wie oft du die Handlungsabfolge wiederholt hast und wie viel Energie ihre Umsetzung noch erfordert. Je nachdem, wie komplex eine Handlungsabfolge ist, wird die Gewohnheitsbildung mehr oder weniger Zeit beanspruchen. Erst ab dem Zeitpunkt, an dem du keinerlei Energie mehr aufbringen und nicht mehr über den Ablauf nachdenken musst, ist aus einer Handlungsabfolge eine Gewohnheit geworden. Wann das der Fall ist, ist sehr individuell. Sei deshalb gnädig mit dir selbst. Versuche, dich immer wieder neu auf dein Ziel zu besinnen. Wenn du das Gefühl hast, dass du vergessen hast, wieso du das Ganze überhaupt machst, nimm dieses Buch wieder zur Hand und lies noch einmal nach.

Drei Tipps, um schlechte Gewohnheiten loszulassen

- Nutze das Nudging. Entferne alle Reize, die dich an deine schlechte Gewohnheit erinnern. Du hast eine Schale voller Süßigkeiten herumstehen? Weg damit! Du hast einen Fernseher im Schlafzimmer? Raus damit! Du süßt dein Essen mit Süßstoffen? Ab damit in die Mülltonne!
- Führe dir immer wieder vor Augen, welche Vorteile es hat, wenn du eine schlechte Gewohnheit meidest.
- Mache die Konsequenzen der schlechten Gewohnheit sichtbar. Jedes Mal, wenn du eine schlechte Gewohnheit reaktiviert hast, könntest du Geld für wohltätige Zwecke spenden.

WIE DU DIE NERVENNAHRUNGSMETHODE RICHTIG ANWENDEST

Bevor du mit der Nervennahrungsmethode beginnst, möchte ich dir noch einen Rat geben, wie die Umsetzung am besten gelingt. Womit solltest du anfangen? Mit der Ernährung? Mit der Bewegung? Oder mit allem gleichzeitig? Am besten ist es, wenn du deine Gewohnheiten der Reihe nach veränderst, darum fange mit der Ernährung an. Sie ist der Ausgangspunkt, um die Resilienz deines Körpers und deiner Psyche zu optimieren. Trotzdem ist die Ernährung nicht alles – und das schreibe ich, obwohl ich Ernährungswissenschaftlerin bin und die Darm-Hirn-Achse eine entscheidende Rolle spielt! Auch die Bewegung und andere gute Lebensgewohnheiten sind eine wichtige »Nahrung« für deine Nerven.

Erst wenn du den Punkt erreicht hast, an dem es für dich zur Selbstverständlichkeit geworden ist, dich nach der Nervennahrungsmethode zu ernähren, und sich dein Darm an die vielen wohltuenden Lebensmittel gewöhnt hat, sodass es dir im besten Fall schon besser geht, kannst du dich an die nächsten Schritte wagen. Natürlich spricht auch nichts dagegen, wenn du parallel zur Ernährungsumstellung die Bewegung steigerst. Es ist allerdings bewiesen, dass die Gewohnheitsbildung wesentlich nachhaltiger ist, wenn dir ausreichend Ressourcen dafür zur Verfügung stehen. Teile deine Energie also sparsam ein.

Noch eine kleine Erinnerung: Wie du oben gelesen hast, dauert es eine Weile, bis neue Gewohnheiten im Alltag zur Selbstverständlichkeit geworden sind. In dieser Zeit geht es in erster Linie darum, die Psyche stark zu machen und sie nicht noch mehr zu stressen. Jeder hat Tage, an denen es besser oder schlechter läuft. Das ist vollkommen normal.

WIE ES MIR GING

Veränderung ist ein längerfristiger Prozess

Auch ich habe mich nicht von heute auf morgen darmfreundlich ernährt, täglich bewegt und nach perfekten Routinen gelebt. Die Bildung der neuen Gewohnheiten war ein Prozess, der mehrere Monate, sogar Jahre gedauert hat. Hinzu kommt, dass sich im Laufe der Zeit auch manchmal die Lebensumstände verändern, man zieht zum Beispiel in eine neue Stadt oder wechselt den Job. Aber je länger ich mich an die wichtigsten Regeln der Nervennahrungsmethode hielt, desto leichter fiel es mir.

Es ist natürlich wichtig, dass du dich möglichst jeden Tag an deine neuen Gewohnheiten hältst. Trotzdem lässt es sich nicht vollständig vermeiden, dass dir das Leben manchmal in die Quere kommt. Das ist auch nicht schlimm, niemand ist perfekt. Es geht nicht darum, immer die 100 Prozent zu schaffen. Es geht darum, dass du dein Bestes gibst und nicht den Spaß verlierst, sonst wird die Umstellung der Lebensgewohnheiten schnell zur Qual.

In diesem Zusammenhang möchte ich noch etwas anmerken: Verbote sind nicht immer die beste Lösung. Sie können eine innere Unruhe erzeugen, die auch als Reaktanz bezeichnet wird. Das ist eine Art innere Trotzreaktion gegen Regeln, um die eigene Freiheit wiederzuerlangen. Deshalb solltest du dir einer Sache immer bewusst sein: Du machst das Ganze freiwillig, um gesünder zu werden. Manchmal können bereits eine andere Einstellung und eine Veränderung des Blickwinkels dafür sorgen, dass es dir leichter fällt, neue Gewohnheiten beizubehalten oder alte Gewohnheiten ruhen zu lassen.

AUF DEN PUNKT GEBRACHT

→ Ballaststoffe sind die Voraussetzung für die Wiederherstellung des Ökosystems im Darm.

→ Aus Ballaststoffen bilden die Darmbakterien kurzkettige Fettsäuren, die der Gesundheit der Nerven zugutekommen.

→ Omega-3-Fettsäuren und Antioxidantien wirken Entzündungen im Körper entgegen.

→ Ein stabiler Blutzuckerspiegel ist das A und O, da das Gehirn sehr anspruchsvoll ist, was seine Energieversorgung betrifft.

→ B-Vitamine und qualitativ hochwertige Proteine sind besonders wichtig, damit im Körper ausreichend Neurotransmitter gebildet werden können.

→ Süßigkeiten sind keine Nervennahrung, da sie sowohl dem Körper als auch der Psyche schaden.

→ Glutamat, Konservierungsstoffe, Süßstoffe und Frittiertes schaden der Psyche.

→ Viele Ernährungstrends schaden deiner Psyche mehr, als ihr zu helfen.

→ Deine Psyche liebt Gewohnheiten.

→ Es kostet Energie, Gewohnheiten zu verändern. Daher lautet die Devise: »Schritt für Schritt!«

→ Stelle zunächst deine Ernährung um und ändere danach deine Bewegungs- und Lebensgewohnheiten.

→ Niemand ist perfekt. Setze dich nicht unter Druck!

Werde selbst zum Nervennahrungs-experten!

Du bist einzigartig, darum behandle dich auch so! Es geht nicht immer darum, in ein Schema zu passen, sondern vielmehr darum, einen Weg zu finden, der zu dir passt. Dies ist der wichtigste Punkt der Nervennahrungsmethode. Erst als ich begann, mich genauer mit den spannenden Mechanismen der Darm-Hirn-Achse auseinanderzusetzen, verstand ich das richtig.

LERNE DEINE PSYCHE KENNEN

Je mehr ich mich mit dem faszinierenden Zusammenspiel zwischen Darm und Psyche beschäftigte, desto klarer wurde mir, was unsere Psyche alles kann und wie ich dazu beitragen kann, dass es ihr gut geht.

Jugendliche reden nicht gern über Themen wie psychische Gesundheit oder Verdauungsprobleme. Daher war es für mich zutiefst verunsichernd, wenn ich die Symptome zwar spürte, sie nach außen hin aber nicht sichtbar waren. Ich hatte oft das Gefühl, nicht ernst genommen zu werden, weil psychische Symptome von außen betrachtet häufig unsichtbar sind.

Die Folge davon war, dass ich anfing, nur noch mir selbst zu vertrauen. Gleichzeitig beschloss ich, nicht aufzugeben und so lange weiterzuforschen, bis ich einen Weg gefunden hatte, wieder ohne Symptome leben zu können.

DENKFEHLER! **Nur weil psychische Probleme nicht auf den ersten Blick erkennbar sind, heißt das nicht, dass bei einem Menschen alles in bester Ordnung ist. Wenn die Psyche leidet, zeigt sich das nicht zwangsläufig dadurch, dass man den ganzen Tag weinend im Bett liegt. Die Symptome einer psychischen Erkrankung sehen bei jedem Menschen anders aus.**

Glücklicherweise hörte ich auf mein Bauchgefühl, denn dadurch wurde ich im Laufe der Zeit zur Nervennahrungsexpertin. Ich lernte die Bedürfnisse meiner Psyche immer besser kennen und verstand, was meine Psyche wann und in welcher Form oder Menge braucht. Und genau das wirst auch du bald wissen: Dieses Buch hat dir gezeigt, wie komplex die Zusammenhänge zwischen körperlicher und psychischer Gesundheit sind. Jetzt ist es an der Zeit, die Vorlieben deiner Psyche selbst zu erforschen. Sicher hast du beim Lesen dieses Buches das eine oder andere Aha-Erlebnis gehabt und wenn du dich gut beobachtest, wirst du künftig noch mehr davon erleben.

Eines ist sicher: Niemand verbringt mehr Zeit mit dir als du selbst. Niemand kennt dich besser als du dich selbst. Deshalb weiß auch niemand besser, was dir guttut und was nicht.

Der Weg zu einer stärkeren Psyche ist ebenso individuell wie persönlich. Außer Frage steht, dass eine Psychotherapie einer der wichtigsten Schritte ist, um die eigene Psyche besser zu verstehen. Wenn du also das Gefühl hast, dass du nicht weiterweißt und dir alles zu viel wird, solltest du deshalb nicht zögern und einen Psychotherapeuten oder Arzt aufsuchen.

Der Weg zum Psychotherapieplatz

Manchmal kann man die Dinge im Leben nicht mehr allein bewältigen. Da ist es nur vernünftig, sich therapeutische Hilfe zu suchen. Leider ist die Nachfrage nach Psychotherapieplätzen groß. Deshalb sind die Wartelisten entsprechend lang und viele Hilfesuchende warten mehrere Wochen auf einen freien Therapieplatz.

DIE PSYCHOTHERAPEUTISCHE SPRECHSTUNDE
In diesem Zusammenhang solltest du wissen, dass du vor dem Beginn einer Psychotherapie die Möglichkeit hast, eine psychotherapeutische Sprechstunde zu besuchen. Dafür benötigst du auch keine ärztliche Überweisung. Die psychotherapeutische Sprechstunde kann als Einzelbehandlung stattfinden, beträgt maximal 150 Minuten und wird von den Krankenkassen übernommen. Sie dient dazu, herauszufinden, was die besten Schritte für dich sind und welche Art von Psychotherapie in deinem Fall infrage kommt. Erst wenn es darum geht, die Psychotherapie bei deiner Krankenkasse zu beantragen, musst du einen Arzt einbeziehen. Doch der beratende Psychotherapeut wird dir ganz genau erklären, was du dafür tun musst.

BUNDESWEITE SERVICENUMMER 116117
Um einen Termin für eine psychotherapeutische Sprechstunde zu vereinbaren, kannst du selbst die Initiative ergreifen und die Therapeuten in deiner Umgebung abtelefonieren. Du kannst auch bei der Terminvergabestelle der Kassenärztlichen Vereinigung anrufen. Sie ist bundesweit unter der Telefonnummer 116117 erreichbar. Hier erhältst du entweder direkt einen freien Termin oder die Terminservicestelle meldet sich innerhalb von einer Woche bei dir.

HÖRE AUF DEIN BAUCHGEFÜHL

Zuletzt möchte ich dir noch eine Sache dringend ans Herz legen: Höre künftig mehr auf dein Bauchgefühl! Wie du inzwischen weißt, können dir dein Darm und deine Darmbakterien mehr über deinen Gesundheitszustand und deine psychische Verfassung verraten, als du zu Beginn dieses Buches wahrscheinlich geahnt hast.

Darum achte aufmerksam auf deinen Körper und deine Psyche, wenn du neue Lebensmittel ausprobierst. Welche Lebensmittel verträgst du gut? Welche Lebensmittel verträgst du schlecht? Denke daran, nur weil etwas angeblich gesund ist, heißt das noch lange nicht, dass es auch für dich gut sein muss, und wenn du etwas nicht verträgst, solltest du erst einmal einen Bogen darum machen. Denn alles, was dein Darm nicht mag, hat auch Konsequenzen für deine Psyche, und ein gesunder Körper ist eine wichtige Voraussetzung für eine starke Psyche. Merke dir umgekehrt aber auch, wenn dir etwas besonders guttut, und iss mehr davon.

Ein letzter Tipp: Achte vor allem in Situationen, die besonders nervenaufreibend für dich sind oder in denen du aufgeregt bist, auf dein Bauchgefühl. Denn je mehr du darüber weißt, wie dein Bauch reagiert, desto besser wirst du als Nervennahrungsexperte in eigener Sache. Nutze die Verbindung zwischen Darm und Gehirn, um deine Psyche stark zu machen!

FEIERE DEINE EINZIGARTIGKEIT

Eines ist inzwischen klar: Dein Körper und deine Psyche sind ein echtes Dream-Team und gemeinsam an allen deinen Erfahrungen beteiligt. Sie sind außerdem über ein ausgeklügeltes

Kommunikationssystem miteinander verbunden, das von vielen Menschen völlig unterschätzt wird und das in der heutigen Zeit manchmal überfordert ist.
Vor dem Hintergrund aller Informationen, die du bis hierhin sammeln konntest, solltest du daher eines immer im Hinterkopf behalten: Alles, was deine Psyche denkt oder fühlt, ist auch von dem abhängig, was du davor getan und erlebt hast. Wenn du dich also auf die Suche nach der Ursache für deine aktuelle psychische Verfassung machst, können dir diese Faktoren wichtige Einsichten darüber geben, was du in der Vergangenheit falsch gemacht hast und wo du nachbessern kannst. Aber verurteile dich nicht dafür, sondern nutze die gewonnenen Erkenntnisse, um kluge Maßnahmen zu treffen und etwas zu verändern. Manchmal entdeckst du vielleicht auch ungeahnte Zusammenhänge. Du kannst die Vergangenheit zwar nicht mehr ändern, aber ab sofort hast du es selbst in der Hand und kannst dein Leben nach deinen Bedürfnissen gestalten.
Vergiss dabei niemals, dass du einzigartig bist und kein anderer Mensch genau die gleichen Erfahrungen gemacht hat wie du. Jeder Mensch ist anders und jeder Mensch reagiert anders. Deshalb solltest du dich auch entsprechend behandeln. Achte auf die Signale deines Körpers und deiner Psyche. Lerne, sie zu verstehen und darauf zu hören. So wirst du schnell zum Nervennahrungsexperten in eigener Sache!

DAS SAGT DIE PSYCHE Es war mir eine große Ehre, dir zu zeigen, worauf ich so alles Einfluss habe und wieso ich so wichtig bin. Danke, dass du dir die Zeit genommen und dich mit mir beschäftigt hast. Die Zeit ist wie im Flug vergangen und ich weiß, dass ich einiges von dir verlange und du jetzt ein wenig Zeit brauchst, um das Gelernte umzusetzen. Ich bin mir jedoch sicher: Wenn du merkst, wie gut mir die Nervennahrungsmethode tut, wirst du davon begeistert sein. Ich freue mich schon auf die Nervennahrung!

AUF DEN PUNKT GEBRACHT

- → Ein gesunder Körper ist die wichtigste Voraussetzung für eine starke Psyche.
- → Lerne deine Psyche besser kennen, indem du dich genau beobachtest.
- → Achte mehr auf dein Bauchgefühl, auf andere Körpersignale und darauf, was dir guttut.
- → Es gibt dich nur einmal, also behandle dich auch so!
- → Werde selbst zum Nervennahrungsexperten!

NACHWORT – JETZT BIST DU DRAN!

Nachdem du in diesem Buch so viel über die bislang geheime Verbindung zwischen Darm und Psyche gelernt hast, möchte ich dir noch ein paar Worte mit auf den Weg geben.

Zunächst danke ich dir dafür, dass du einen Teil deiner kostbaren Zeit in dieses Buch investiert hast! Es war mir eine große Freude, dir dieses einzigartige Thema nahezubringen, denn in einer so hektischen und manchmal auch ziemlich chaotischen Welt wie der heutigen braucht dich deine Psyche mehr denn je.

Deshalb hoffe ich, dass dir dieses Buch dabei helfen wird, der Verbindung zwischen deinem Darm und deiner Psyche von nun an die Aufmerksamkeit zu schenken, die sie verdient.

Wenn ich dir zeigen konnte, wie wertvoll sie ist und wie oft sie unbeachtet und ungenutzt bleibt, habe ich mein Ziel erreicht.

Dein Körper und deine Psyche sind ein eingespieltes Team. Sie sind sogar das beste Team der Welt! Aber sie sind auf deine Unterstützung angewiesen – genau wie deine Darmbakterien.

Bitte achte auf sie und behandle sie mit der ihnen gebührenden Fürsorge. Es lohnt sich!

Ich freue mich schon darauf, von dir und von deinen Erfahrungen mit der Nervennahrungsmethode zu hören! Du erreichst mich über Instagram, Facebook oder per E-Mail.

Alles Liebe

Deine Lara

Dank

Dieses Buch liegt mir besonders am Herzen. Deshalb möchte ich mich bei allen bedanken, die mir dabei eine große Unterstützung waren und ohne die es nicht zu dem geworden wäre, was es heute ist.
Als Erstes möchte ich meiner Mama, meinem Papa und Lasse danken. Ihr habt mich immer unterstützt, egal wie verrückt meine Ideen waren und wie sehr ich eure Nerven strapaziert habe.
Danke, Christopher, dass du mir immer den Rücken freigehalten, mich mit Nervennahrung durchgefüttert und mich immer wieder daran erinnert hast, auch mal eine Pause zu machen.
Danke, Clara und Pauline, für eure Motivation, immer weiterzuschreiben, für eure lieben Worte und ganz besonders eure Freundschaft.
Danke an alle, die mich auf meinem Weg unterstützt haben – egal auf welche Weise!
Danke, Stella, Eva und dem GU-Verlag, dass ihr von der ersten Sekunde an dieses Projekt geglaubt habt! Ohne euch wäre dieses Buch nie zustande gekommen.
Danke auch Andrea, dass du den Text mit Argusaugen geprüft und alle Stellen gefunden hast, an denen ich bereits betriebsblind war.

BÜCHER, DIE WEITERHELFEN

Bachim, Sacha
Therapie to go: 100 Psychotherapie Tools für mehr Leichtigkeit im Alltag
Remote Verlag

Enders, Giulia
Darm mit Charme: Alles über ein unterschätztes Organ
Ullstein

Kugelstadt, Alexander
»Dann ist das wohl psychosomatisch!«: Wenn Körper und Seele SOS senden und die Ärzte einfach nichts finden
Goldmann Verlag

Eder, Ursula; Sperlich, Franz J.
Das Parasympathikus-Prinzip

Graf, Vanessa
44 Psychologie-Tools für alle Gefühlslagen

Storr, Martin; Storr, Constanze
Das Reizdarm-Programm: Beschwerdefrei mit ganzheitlicher Therapie

BÜCHER AUS DEM GRÄFE UND UNZER VERLAG

Beigel, Florian; Schaenzler, Nicole
Superorgan Mikrobiom

Drachenberg, Jacob
Stress dich richtig! Die 9 Entscheidungen für mehr Gelassenheit

QUELLENNACHWEIS

Aguilar-Rivera M, Kim S, Coleman TP, Maldonado PE, Torrealba F. Interoceptive insular cortex participates in sensory processing of gastrointestinal malaise and associated behaviors. Sci Rep. 2020 Dec 10;10(1):21642. doi: 10.1038/s41598-020-78200-w. PMID: 33303809; PMCID: PMC7730439.

Weitere Quellen und Studien findest du unter **https://www.gu.de/hallo-psyche-quellen**

ADRESSEN, DIE WEITERHELFEN

TELEFONNUMMERN, AN DIE DU DICH WENDEN KANNST

Krisentelefon der Telefonseelsorge
Telefon 0800-1110111 und 0800-1110222

Beratungshotline »Seelische Gesundheit«
Telefon 0241-8036777

Stiftung Deutsche Depressionshilfe und Suizidprävention
Telefon 0800-3344533

Österreichische Notrufnummer »Telefonseelsorge«
Telefon 142

Schweizer Sorgentelefon »Die Dargebotene Hand«
Telefon 143

HILFE BEI DER PSYCHOTHERAPEUTENSUCHE

Bundespsychotherapeutenkammer
www.bptk.de/patient-innen/#psychotherapeutensuche: Über diese Karte findest du Therapeuten in der Nähe deines Wohnorts.

Deutsche PsychotherapeutenVereinigung (DPtV)
www.dptv.de/psychotherapie/psychotherapeutensuche: Ermöglicht die gezielte Suche nach Therapeuten auch für Kinder.

ÖSTERREICH UND SCHWEIZ

Österreichischer Bundesverband für Psychotherapie
https://www.psychotherapie.at/patientinnen/psychotherapeutinnen-suche: Suchfunktion, mit der du nach Therapeuten mit verschiedenen Arbeitsschwerpunkten und Methoden suchen kannst.

Föderation der Schweizer Psychologinnen und Psychologen
https://www.psychologie.ch/psychologensuche: Suchfunktion, mit der man nach qualifizierten Therapeuten suchen kann.

REGISTER

LIEBE LESERINNEN UND LESER,

wir wollen Ihnen mit diesem Buch Informationen und Anregungen geben, um Ihnen das Leben zu erleichtern oder Sie zu inspirieren, Neues auszuprobieren. Wir achten bei der Erstellung unserer Bücher auf Aktualität und stellen höchste Ansprüche an Inhalt und Gestaltung. Alle Anleitungen und Rezepte werden von unseren Autoren, jeweils Experten auf ihren Gebieten, gewissenhaft erstellt und von unseren Redakteur*innen mit größter Sorgfalt ausgewählt und geprüft.

Haben wir Ihre Erwartungen erfüllt? Sind Sie mit diesem Buch und seinen Inhalten zufrieden? Wir freuen uns auf Ihre Rückmeldung. Und wir freuen uns, wenn Sie diesen Titel weiterempfehlen, in Ihrem Freundeskreis oder bei Ihrem Online-Kauf.

Sollten wir Ihre Erwartungen so gar nicht erfüllt haben, tauschen wir Ihnen Ihr Buch jederzeit gegen ein gleichwertiges zum gleichen oder ähnlichen Thema um.

KONTAKT ZUM LESERSERVICE

GRÄFE UND UNZER VERLAG
Grillparzerstraße 12
81675 München
www.gu.de

Ein Unternehmen der
GANSKE VERLAGSGRUPPE

IMPRESSUM

GU ist eine eingetragene Marke der GRÄFE UND UNZER VERLAG GmbH, www.gu.de

ISBN 978-3-8338-9180-9
4. Auflage 2024

Projektleitung: Stella Schossow
Lektorat: Andrea Panster
Bildredaktion:
Nele Schneidewind/
Simone Hoffmann
Umschlaggestaltung:
ki36 Editorial Design, München, Nicole Pfeiffer
Layout: ki36 Editorial Design, München, Sabine Skrobek, Stephanie Reindl
Herstellung:
Petra Roth/Chiara Knell
Satz: Uhl + Massopust, Aalen
Reproduktion: LUDWIG:media
Druck und Bindung: Livonia Print, SIA

Umwelthinweis

Nachhaltigkeit ist uns sehr wichtig. Der Rohstoff Papier ist in der Buchproduktion hierfür von entscheidender Bedeutung. Daher ist dieses Buch auf PEFC-zertifiziertem Papier gedruckt. PEFC garantiert, dass ökologische, soziale und ökonomische Aspekte in der Verarbeitungskette unabhängig überwacht werden und lückenlos nachvollziehbar sind.

Bildnachweis

Cover: Shutterstock (Foto und Illustration); GU/Büro Wünsch & Stömer: S. 48, 52, 68, 74, 87, 91, 150, 186; Adobe Stock: S. 225; GU-Archiv/Florian Hauer: S. 61; iStockphoto: S. 9, 12, 14, 25, 30, 37, 42, 102, 128, 141, 159, 184, 188, 189, 192, 208; Nina Seidler: hintere Klappe; Shutterstock: S. 7 (Wh.).
Syndication: Bildagentur Image Professionals GmbH, Tumblingerstr. 32, 80337 München, www.imageprofessionals.com

Wichtiger Hinweis

Die Gedanken, Methoden und Anregungen in diesem Buch stellen die Meinung bzw. Erfahrung der Verfasserin dar. Sie wurden von der Autorin nach bestem Wissen erstellt und mit größtmöglicher Sorgfalt geprüft. Sie bieten jedoch keinen Ersatz für persönlichen kompetenten medizinischen Rat. Jede Leserin, jeder Leser ist für das eigene Tun und Lassen auch weiterhin selbst verantwortlich. Weder Autorin noch Verlag können für eventuelle Nachteile oder Schäden, die aus den im Buch gegebenen praktischen Hinweisen resultieren, eine Haftung übernehmen.

Die GU-Homepage finden Sie unter www.gu.de